T0131514

Trainer-Manual Gruppen-LiFE-Programm

Springer Nature More Media App

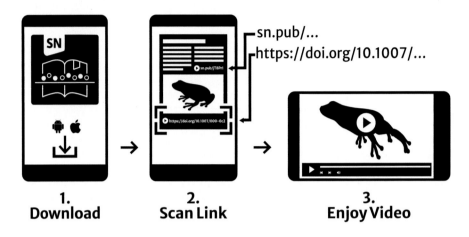

sn.pub/...
https://doi.org/10.1007/...

1.
Download

2.
Scan Link

3.
Enjoy Video

Support: customerservice@springernature.com

Corinna Nerz · Franziska Kramer-Gmeiner
Sarah Labudek · Christoph Endress
Michael Schwenk

Trainer-Manual Gruppen-LiFE-Programm

Evidenzbasierte Sturzprophylaxe

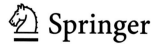 Springer

Corinna Nerz
Stuttgart, Deutschland

Sarah Labudek
Hamburg, Deutschland

Michael Schwenk
Konstanz, Deutschland

Franziska Kramer-Gmeiner
Heidelberg, Deutschland

Christoph Endress
Stuttgart, Deutschland

Die Online-Version des Buches enthält digitales Zusatzmaterial, das durch ein Play-Symbol gekennzeichnet ist. Die Dateien können von Lesern des gedruckten Buches mittels der kostenlosen Springer Nature „More Media" App angesehen werden. Die App ist in den relevanten App-Stores erhältlich und ermöglicht es, das entsprechend gekennzeichnete Zusatzmaterial mit einem mobilen Endgerät zu öffnen.

ISBN 978-3-662-64735-6   ISBN 978-3-662-64736-3   (eBook)
https://doi.org/10.1007/978-3-662-64736-3

Die Deutsche Nationalbibliothek verzeichnet diese Publikation in der Deutschen Nationalbibliografie; detaillierte bibliografische Daten sind im Internet über http://dnb.d-nb.de abrufbar.

Planung/Lektorat: Eva-Maria Kania

Springer ist ein Imprint der eingetragenen Gesellschaft Springer-Verlag GmbH, DE und ist ein Teil von Springer Nature.
Die Anschrift der Gesellschaft ist: Heidelberger Platz 3, 14197 Berlin, Germany

Vorwort

Liebe Trainerin, lieber Trainer,

zwei parallellaufende Entwicklungen werden zu einer immer größeren Herausforderung für die Gesellschaft und das Gesundheitssystem:

Zum einen wird die Bevölkerung immer älter. Der demografische Wandel ist in vollem Gange. Zum anderen verleitet das moderne Zeitalter mit all seinen technischen Errungenschaften zu einem inaktiven Lebensstil und fördert so das „Sich-nicht-Bewegen".

Mit höherem Lebensalter gehen häufig funktionelle Einschränkungen einher. Die Gleichgewichtsfähigkeit und die Muskelkraft nehmen über die Jahre hinweg stetig ab. Ein inaktiver Lebensstil, bei dem Einkäufe bis an die Haustür geliefert und selbst kurze Strecken mit dem Auto zurückgelegt werden, fördert und beschleunigt den altersbedingten Abbau weiter. Dabei ist eine gute körperliche Fitness Grundvoraussetzung, um den Alltag selbstständig zu meistern. Auch gesundheitliche Risiken wie beispielsweise Stürze lassen sich häufig durch eine gute körperliche Fitness verringern.

Um den durch diese Entwicklung entstehenden Anforderungen an das Gesundheitssystem auch in den kommenden Jahren gerecht zu werden, müssen effektive Trainings-/Präventionsprogramme für ältere Menschen entwickelt werden. Schaut man sich herkömmlich strukturierte Trainingsprogramme an, fällt schnell auf, dass es zwar evidenzbasierte Ansätze zur erfolgreichen Sturzprävention gibt, diese allerdings meist nur eine geringe Teilnehmerrate aufweisen. Teilnehmende sind zu Beginn oft „Feuer und Flamme", solange sie das Programm aktiv erlernen, doch sobald beispielsweise der Gruppenkurs endet, werden die Übungen allenfalls sporadisch durchgeführt und die zuvor erzielten positiven Effekte fallen zurück auf das Ausgangsniveau.

Um die Adhärenz und Langzeiteffekte der Trainingsprogramme zu steigern, werden immer häufiger Trainingsinterventionen gefordert, welche neben den sportlich-therapeutischen Übungen auch Strategien zu einer langfristigen Verhaltensänderung beinhalten.

Das LiFE-Programm (engl. Lifestyle-integrated Functional Exercise) kommt genau dieser Forderung nach. Es kombiniert als Sturzpräventionsprogramm Übungen zur Verbesserung der Gleichgewichtsfähigkeit und zur Stärkung der unteren Extremitäten mit einem Ansatz zur Verhaltensänderung. Die dahinterstehende Philosophie ist genauso simpel wie einleuchtend. Anstatt bestimmte Übungen zu einem davor definierten Zeitpunkt am Stück mit fester Übungsdauer durchzuführen, werden die Übungen in den Alltag der Teilnehmenden integriert. Neben der Zeitersparnis können durch die regelmäßige Verknüpfung der Übungen mit alltäglichen Tätigkeiten neue Bewegungsgewohnheiten entstehen. Da die neu gebildeten „LiFE-Gewohnheiten" automatisch und ohne bewusste Kontrolle ablaufen können, unterstützen sie ältere Menschen, langanhaltend aktiv zu werden, sich im Alltag sicher zu bewegen und Stürzen vorzubeugen.

Das LiFE-Programm wurde 2010 in Sydney, Australien von Prof. Lindy Clemson und Kolleginnen und Kollegen entwickelt. Eine Arbeitsgruppe rund um die Autorinnen und Autoren am Netzwerk AlternsfoRschung (NAR) der Universität Heidelberg und am Robert-Bosch-Krankenhaus Stuttgart haben seit 2016 das Programm weiterentwickelt und an die Gegebenheiten im deutschen Gesundheitssystem angepasst. In der vom Bundesministerium für Bildung und Forschung geförderten LiFE-is-LiFE-Studie wurde 2018 aus dem ursprünglich aufsuchenden Programm ein Gruppenprogramm entwickelt und in einer randomisierten Studie evaluiert. Die positiven Ergebnisse der Studie geben Anlass dazu, das LiFE-Programm als Gruppenprogramm in Deutschland zu etablieren.

Das vorliegende Handbuch wird Ihnen einen umfassenden Einblick in die Inhalte, Abläufe und Hintergründe des LiFE-Gruppenprogramms vermitteln. Zum besseren Verständnis empfehlen wir die Lektüre des Teilnehmerhandbuchs „Aktiv und sicher durchs Leben mit dem LiFE-Programm" und des „Trainer-Manual – Aktiv und sicher durchs Leben mit dem LiFE-Programm: Evidenzbasierte Sturzprophylaxe für Senioren".

Das vorliegende Buch richtet sich an Personen, die über einschlägige Vorkenntnisse bei der Vermittlung von Trainingsprogrammen verfügen, etwa Ergo- sowie Physiotherapeutinnen und Therapeuten, Sportwissenschaftlerinnen und Sportwissenschaftler oder qualifizierte Übungsleiterinnen und Übungsleiter.

Wir wünschen Ihnen viel Spaß mit diesem Handbuch und bei der Vermittlung des LiFE Programms!

Stuttgart, im April 2023
Dr. Corinna Nerz und Autorinnen und Autoren

Danksagung

Wir bedanken uns bei **Carolin Barz**, **Mona Bär, Prof. Dr. Lindy Clemson, Prof. Dr. Lena Fleig, Julia Gugenhan, Dr. Carl-Philipp Jansen**, **Anna Kroog**, **Rebekka Leonhardt, Malte Liebl-Wachsmuth** und den anderen Therapeutinnen und Therapeuten des LiFE-Forschungsprojekts für ihren Beitrag bei der Weiterentwicklung des LiFE-Programms. Das diesem Buch zugrundeliegenden Forschungsprojekt zu LiFE wurden mit Mitteln des Bundesministeriums für Bildung und Forschung (Förderkennzeichen 01GL1705A) und des National Health & Medical Research Project Grant Australia (Förderkennzeichen 402682) gefördert. Die Verantwortung für den Inhalt dieses Buches liegt bei den Autorinnen und Autoren.

Inhaltsverzeichnis

Über die Autoren

Dr. Corinna Nerz Corinna Nerz hat 2016 ihr Masterstudium im Bereich Sport- und Gesundheitswissenschaften an der Universität Stuttgart erfolgreich abgeschlossen. Bereits seit 2013 arbeitet sie in der Forschungsabteilung der Klinik für Geriatrische Rehabilitation am Robert-Bosch-Krankenhaus in Stuttgart, wo sie im Fachbereich Geriatrie und Rehabilitation 2021 erfolgreich ihre Promotion abschloss. Als international anerkannte Expertin auf dem Gebiet Sturzprävention steht Frau Nerz für langjährige Erfahrung im Training mit älteren Menschen. Seit Oktober 2015 ist sie maßgeblich an der (Weiter-)Entwicklung eines Bewegungs- und Trainingsprogrammes beteiligt, das auf dem LiFE-Konzept basiert. Schwerpunkte ihrer Arbeit sind die Ausbildung von Trainerinnen und Trainern aus Bewegungsfachberufen im Bereich „Alltags-integriertes Training" sowie das Schulen neuer, auf hohen wissenschaftlichen Standards beruhender Trainingskonzepte. Im Rahmen der LiFE-is-LiFE-Studie war Frau Nerz für die Koordination des Studienzentrums in Stuttgart zuständig.

Franziska Kramer-Gmeiner Franziska Kramer-Gmeiner ist Sportwissenschaftlerin und schloss ihr Masterstudium mit dem Schwerpunkt Gesundheitsförderung und Therapie durch Sport im Jahr 2017 an der Johannes-Gutenberg Universität Mainz ab. Im Anschluss daran arbeitete sie als wissenschaftliche Mitarbeitern in der Nachwuchsgruppe von Dr. Michael Schwenk am Netzwerk AlternsfoRschung (NAR) der Universität Heidelberg in der multizentrischen Sturzpräventionsstudie LiFE-is-LiFE.

Im Rahmen dieser Studie war Frau Kramer-Gmeiner maßgeblich an der Entwicklung, Umsetzung und Evaluation des gruppenbasierten LiFE-Programms sowie an der Konzipierung und Durchführung von Workshops zur Schulung von Trainerinnen und Trainern zum gruppenbasierten LiFE-Programm beteiligt. Neben Ihrer Tätigkeit als Projektkoordination in weiteren Forschungsprojekten am Netzwerk AlternsfoRschung (NAR), arbeitet Frau Kramer-Gmeiner als Gesundheitsmanagerin in der Gemeinde Nußloch, wo sie ein Forschungsprojekt im Bereich der kommunalen Gesundheitsförderung und sektorübergreifenden, multiprofessionellen Prävention koordiniert sowie die betriebliche Gesundheitsförderung betreut.

Dr. Sarah Labudek Dr. Sarah Labudek ist Psychologin und beschäftigte sich in ihrem Masterstudium an der Universität Mannheim vornehmlich mit Gesundheitsverhaltensänderung. 2017 begann sie ihre Promotion in der Nachwuchsgruppe von Dr. Michael Schwenk am Netzwerk AlternsfoRschung (NAR) der Universität Heidelberg. Im Rahmen der multizentrischen Sturzpräventionsstudie LiFE-is-LiFE erweiterte sie die theoretische Basis zur Gewohnheitsbildung und übertrug diese in praktische Interventionsbausteine im gruppenbasierten LiFE-Programm. Ihre Promotion umfasste außerdem die Evaluation von LiFE sowie gLiFE hinsichtlich verschiedener Endpunkte, wie die Veränderung von körperlicher Aktivität und Stürzen, von psychologischen Determinanten der Verhaltensänderung und die Teilnehmendenperspektive auf beide LiFE-Formate.

Christoph Endress Christoph Endress ist studierter Physiotherapeut. Er schloss sein Bachelorstudium im Jahr 2015 an der SRH Hochschule Heidelberg erfolgreich ab. Im Anschluss daran arbeitete er zunächst in der Abteilung für Akutphysiotherapie des Robert-Bosch-Krankenhauses in Stuttgart, bevor er als wissenschaftlicher Mitarbeiter in die Forschungsabteilung des Robert-Bosch-Krankenhauses wechselte. Berufsbegleitend studierte Herr Endress an der Friedrich-Alexander-Universität Erlangen-Nürnberg und absolvierte sein Masterstudium im Bereich Gerontologie.

Auf dem Gebiet Sturzprävention steht Herr Endress für langjährige Erfahrung im Training mit älteren Menschen und kann hier auf einen großen Erfahrungsschatz aufbauen. Im Rahmen dieser LiFE-is-LiFE-Studie war Herr Endress maßgeblich an der Entwicklung, Umsetzung und Evaluation des gruppenbasierten LiFE-Programms beteiligt.

Dr. Michael Schwenk Dr. Michael Schwenk ist Sportwissenschaftler und forscht seit über 15 Jahren zur Thematik "Bewegung, körperliche Leistung und Gesundheit in der zweiten Lebenshälfte" an verschiedenen nationalen und internationalen Forschungseinrichtungen. Er ist (Mit-)Autor von > 150 Veröffentlichungen in wissenschaftlichen Fachzeitschriften (h-Index 38 > 4000 Zitationen) und Leiter umfangreicher Interventionsstudien zu LiFE. Seine Forschung wurde mit zahlreichen Preisen ausgezeichnet.

Einleitung

Ältere Menschen haben häufig ähnliche Ziele: Sie möchten möglichst lange in den eigenen vier Wänden leben, selbstständig ihren Alltag bewältigen und ohne fremde Hilfe ihre täglichen Aufgaben meistern. Dies gelingt allerdings nur, wenn sie nicht nur geistig, sondern auch körperlich fit bleiben.

Die körperliche Aktivität steht dabei im Mittelpunkt und gilt als wichtigster Faktor für die Selbstständigkeit und Unabhängigkeit im Alter (Artaud et al. 2013). Sie schützt vor Krankheiten (Bauman et al. 2016), erhält die körperliche Leistungsfähigkeit (Granacher und Hortobágyi 2015) und wirkt sich positiv auf das psychische Wohlbefinden, die Mobilität und Partizipation sowie die kognitive Leistungsfähigkeit aus (Bauman et al. 2016; Granacher und Hortobágyi 2015; Taylor 2014). Um es auf den Punkt zu bringen: Körperliche Aktivität steigert die Lebensqualität älterer Menschen. Zudem belegen neuere Studienergebnisse, dass das Auftreten funktioneller Einschränkungen bei älteren Menschen im Alter von durchschnittlich 74 Jahren durch körperliche Aktivität um bis zu zwölf Jahre hinausgezögert werden kann (Artaud et al. 2013).

Die oben angesprochenen Ziele können jedoch aufgrund eines Sturzereignisses oder auch durch die Folgen der körperlichen Inaktivität in weite Ferne rücken. Allein 30–40 % der über 65-Jährigen zu Hause lebenden Personen stürzen mindestens einmal pro Jahr (Rapp et al. 2014). Mit zunehmendem Alter steigt das Sturzrisiko weiter an (Peel et al. 2002). Zudem stellen Stürze bei älteren Menschen die größte Unfallgefahr dar. Alleine im Jahr 2020 konnten laut des Statistischen Bundesamtes in Deutschland über 15.000 Todesfälle bei Menschen über 65 Jahren auf einen Sturz zurückgeführt werden (© Statistisches Bundesamt 2022). Neben Herzerkrankungen, Rückenschmerzen und Schlaganfällen zählen die Folgen eines Sturzes zu den häufigsten Ursachen für den Verlust qualitätsadjustierter Lebensjahre (Plass et al. 2014). Vor diesem Hintergrund und im Kontext der rasanten demografischen Alterung, rücken präventive Maßnahmen zur Steigerung der körperlichen Aktivität und zur Sturzprophylaxe immer mehr in den Vordergrund (Hartmann-Tews et al. 2012; Wurm et al. 2013).

© Der/die Autor(en), exklusiv lizenziert an Springer-Verlag GmbH, DE, ein Teil von Springer Nature 2023
C. Nerz et al., *Trainer-Manual Gruppen-LiFE-Programm*,
https://doi.org/10.1007/978-3-662-64736-3_1

Möchte man die körperliche Aktivität älterer Menschen steigern, birgt dies jedoch immer ein gewisses Risiko. Jeder Schritt, insbesondere bei älteren Menschen mit einer eingeschränkten Funktionsfähigkeit, steigert auch die Wahrscheinlichkeit zu stürzen (Gregg et al. 2000; Jefferis et al. 2015; Lawton et al. 2008; Mertz et al. 2010). Obwohl gerade das Gehen als eine körperliche Aktivität mit erhöhtem Sturzpotenzial für ältere Menschen erkannt wurde, findet diese Tatsache in vielen Empfehlungen zur körperlichen Aktivität älterer Menschen keine Beachtung (Berg et al. 1997; Tinetti et al. 1988). Vermutlich überwiegen die Vorteile der körperlichen Aktivität das erhöhte Sturzrisiko mittelfristig, dennoch sind zu stark vereinfachte Empfehlungen zur Steigerung der körperlichen Aktivität nicht universell auf die ältere Bevölkerung anwendbar. Bei allen Empfehlungen und Programmen zur Steigerung der körperlichen Aktivität älterer Menschen sollte daher gleichzeitig immer auch die Vorbeugung von Stürzen und sturzbedingten Verletzungen im Mittelpunkt stehen (Del Din et al. 2020).

Als Kernelement einer erfolgreichen Sturzprävention wird in der Literatur das körperliche Training betont. Speziell das Gleichgewichtstraining und funktionelle (Kraft-)Übungen stehen hier im Mittelpunkt (Sherrington et al. 2019). Um einen dauerhaften Effekt zu erzielen, muss das Training jedoch langfristig und lebensbegleitend stattfinden.

Trotz des Wissens um die positiven Effekte körperlichen Trainings und der bereits zahlreich vorhandenen Sturzpräventionsangebote, betreiben viele ältere Menschen kein regelmäßiges funktionelles Training. Hinzu kommt, dass auch die Trainingsadhärenz, das heißt der Grad, in dem sich eine Person an das vereinbarte Programm hält, mit zunehmendem Alter sinkt. Die Ursachen, welche eine Teilnahme und vor allem die langfristige Umsetzung eines Trainings negativ beeinflussen, sind vielschichtig. Fehlende Zeit, mangelnde Motivation und Selbstdisziplin, begrenzte oder gar fehlende Kenntnis von Programmen oder der geringe Glaube an die eigenen körperlichen Fähigkeiten, um hier nur ein paar Gründe zu nennen, lassen oft die Umsetzung der Programme scheitern (Bunn et al. 2008; Costello et al. 2011). Hinzu kommt auch die Angst vor Stürzen oder Schmerzen (Baert et al. 2011).

Um dennoch das Ziel einer langfristigen Umsetzung der Sturzpräventionsprogramme zu erreichen, sollten diese zusätzlich zu den körperlichen Übungen auch Strategien zur Verhaltensänderung enthalten (Weber et al. 2018). Durch eine genaue Aktionsplanung bestimmter Übungen lassen sich über die Zeit hinweg neue Gewohnheiten etablieren und es kann ein neues Selbstverständnis für die körperliche Aktivität entstehen (Fleig et al. 2016), was langfristig die Trainingsadhärenz steigert.

Das in Australien von Prof. Clemson und Kolleginnen entwickelte LiFE-Programm (engl. „lifestyle integrated functional exercise program") kommt der hier beschriebenen Forderung nach und vereint klassische Übungen der Sturzprävention mit Strategien zur Verhaltensänderung (Clemson et al. 2010, 2012). In einer Studie aus dem Jahr 2012 konnte eine signifikante Verbesserung des Gleichgewichts und der Kraftfähigkeit sowie eine erhöhte körperliche Aktivität bei Personen über 70 Jahren nachgewiesen werden. Zudem konnte nach einem halben Jahr Training eine Reduktion des Sturzrisikos um 31 % im Vergleich zu einer Kontrollgruppe belegt werden (Clemson et al. 2012).

Das hier genannte ursprüngliche LiFE-Programm hat neben den vielen Vorteilen jedoch einen wesentlichen Nachteil, welcher die flächendeckende Verbreitung des Programms in Deutschland erschwert oder gar verhindert. Die Tatsache, dass es von ausgebildeten Therapeutinnen in einer Eins-zu-eins-Situation im Rahmen von Hausbesuchen vermittelt wird, macht es zu einem zwar sehr effektiven, jedoch gleichzeitig auch finanziellen und personell ressourcenaufwendigen Programm (Jansen et al. 2018, 2021). Aus diesem Grund wurde das hier in diesem Buch dargestellte gruppenbasierte LiFE-Programm entwickelt.

1.1 Zusammenfassung LiFE-Programm

Das moderne Zeitalter verleitet uns zu einem relativ komfortablen Lebensstil. Einkäufe können heutzutage geliefert werden und auch kurze Strecken werden oft mit dem Auto zurückgelegt. Kurz gesagt, die heutige Gesellschaft fördert einen inaktiveren Lebensstil. Der menschliche Körper ist für diesen inaktiven Lebensstil evolutionär jedoch nicht geschaffen. Funktionelle Fähigkeiten, welche von essenzieller Bedeutung sind um den Alltag selbstständig zu meistern, werden oft zu wenig genutzt. Funktionelle Einbußen, welche im höheren Alter schnell mit einer schlechten körperlichen Leistungsfähigkeit einhergehen und ein selbstbestimmtes und eigenständiges Leben erschweren, sind die Folge.

Beruhend auf dieser Tatsache wurde das LiFE-Programm von der Forschungsgruppe rund um Prof. Clemson in Australien entwickelt (Clemson et al. 2010, 2012). Es zielt auf die Steigerung der körperlichen Aktivität älterer Menschen bei gleichzeitiger Reduktion von Stürzen ab. Dies soll durch die Verbesserung der Funktionsfähigkeit erreicht werden. Das LiFE-Programm verbindet dabei bekannte Übungen zur Verbesserung des Gleichgewichts und zur Stärkung der Kraft in den unteren Extremitäten mit einer neuen Philosophie. Anstatt, wie bei herkömmlichen Sturzpräventionsprogrammen, die Übungen in einer „Trainingseinheit" zu einer bestimmten Zeit an einem bestimmten Ort mit einer vorgegebenen Trainingsdauer durchzuführen, werden die Übungen in den Alltag der jeweiligen Person integriert. Hierzu bedarf es kaum zusätzliche Zeit und keiner Geräte oder speziellen Ausrüstung. Durch kleine Veränderungen in ihren täglichen Aufgaben und Routinen werden aus alltäglichen Situationen Trainingsmöglichkeiten. Diese kleinen Veränderungen können durch tägliche Wiederholung zu Routinen werden und schlussendlich zu einer Verhaltensänderung führen. Das Verhalten, in diesem Fall die Übung, wird mit der Zeit zu einem Automatismus (Lally et al. 2010). Es werden neue Bewegungsgewohnheiten etabliert, welche eine langfristige Aufrechterhaltung des Trainings ermöglichen.

Das LiFE-Programm wurde speziell für ältere Menschen (70 Jahre und älter) mit einem erhöhten Sturzrisiko entwickelt. Ein Sturz ist dabei keineswegs Voraussetzung für eine Teilnahme, vielmehr zielt das Programm auf die Prävention von Stürzen und funktionellen Einschränkungen ab. Starke kognitive Einschränkungen oder neurologische Erkrankungen, welche das Gleichgewicht massiv beeinträchtigen, sind Kontraindikationen (Clemson et al. 2010, 2012).

In der ursprünglichen Version von Prof. Clemson wurde das LiFE-Programm im Rahmen von sieben Hausbesuchen und zwei zusätzlichen Telefonanrufen zur Steigerung der Motivation von einer geschulten Trainerin zu Hause in den Räumlichkeiten der Teilnehmenden vermittelt. Das LiFE-Programm zielt darauf ab, die Teilnehmenden dahingehend zu schulen, potenzielle Übungssituationen in ihrem Alltag selbstständig zu identifizieren sowie die einzelnen Übungen selbstständig an ihren Leistungsstand und ihren Trainingsfortschritt oder aber auch einen eventuellen Rückschritt nach beispielsweise einer Erkrankung anzupassen. Das LiFE-Programm umfasst dabei sieben Übungen zur Verbesserung des Gleichgewichts, welche auf drei Gleichgewichtsprinzipien beruhen sowie sieben Kraftübungen für die unteren Extremitäten, welche auf insgesamt vier Kraftprinzipen beruhen.

Die Steigerung der körperlichen Aktivität wurde von Prof. Clemson und Kolleginnen zwar angeregt, jedoch nicht systematisch beschrieben (Clemson et al. 2014). Daher wurde bereits bei der Übersetzung des ursprünglichen LiFE-Programms ins Deutsche das Übungsrepertoire durch zwei Prinzipien zur Steigerung der körperlichen Aktivität ergänzt (Clemson et al. 2018a, b).

Literatur

© Statistisches Bundesamt (Destatis) (2022) Todesursachenstatistik – Gestorbene: Deutschland, Jahre, Todesursachen, Altersgruppen

Artaud F, Dugravot A, Sabia S, Singh-Manoux A, Tzourio C, Elbaz A (2013) Unhealthy behaviours and disability in older adults: three-city Dijon cohort study. BMJ 347:f4240. https://doi.org/10.1136/bmj.f4240

Baert V, Gorus E, Mets T, Geerts C, Bautmans I (2011) Motivators and barriers for physical activity in the oldest old: a systematic review. Ageing Res Rev 10(4):464–474. https://doi.org/10.1016/j.arr.2011.04.001

Bauman A, Merom D, Bull FC, Buchner DM, Fiatarone MAS (2016) Updating the evidence for physical activity: summative reviews of the epidemiological evidence, prevalence, and interventions to promote „active aging". The Gerontologist 56(Suppl_2):S268–S280. https://doi.org/10.1093/geront/gnw031

Berg WP, Alessio HM, Mills EM, Tong C (1997) Correlates of recurrent falling in independent community-dwelling older adults. J Mot Behav 29(1):5–16. https://doi.org/10.1080/00222899709603465

Bunn F, Dickinson A, Barnett-Page E, Mcinnes E, Horton K (2008) A systematic review of older people's perceptions of facilitators and barriers to participation in falls-prevention interventions. Ageing Soc 28(4):449–472. https://doi.org/10.1017/S0144686X07006861

Clemson L, Singh MF, Bundy A, Cumming RG, Weissel E, Munro J, Manollaras K, Black D (2010) LiFE pilot study: a randomised trial of balance and strength training embedded in daily life activity to reduce falls in older adults. Aust Occup Ther J 57(1):42–50. https://doi.org/10.1111/j.1440-1630.2009.00848.x

Clemson L, Fiatarone MA, Singh AB, Cumming RG, Manollaras K, O'Loughlin P, Black D (2012) Integration of balance and strength training into daily life activity to reduce rate of falls in older people (the LiFE study): randomised parallel trial. BMJ 345:e4547. https://doi.org/10.1136/bmj.e4547

Clemson, Lindy, Jo Munro, und Maria Fiatarone Singh. 2014. „Lifestyle-integrated functional exercise (LiFE) program to prevent falls [trainer's manual]". Sydney University Press. https://sydneyuniversitypress.com.au/products/78838. Zugegriffen am 05.08.2021

Clemson L, Munro J, Singh MF, Schwenk M, Becker C (2018a) Aktiv und sicher durchs Leben mit dem LiFE Programm, 1. Aufl. 2018 Edition. Springer, Berlin

Clemson L, Munro J, Singh MF, Schwenk M, Nerz C (2018b) Trainer-Manual – Aktiv und sicher durchs Leben mit dem LiFE Programm: Evidenzbasierte Sturzprophylaxe für Senioren, 1. Aufl. 2019 Edition. Springer

Costello E, Kafchinski M, Vrazel JE, Sullivan P (2011) „Motivators, barriers, and beliefs regarding physical activity in an older adult population". J Geriatr Phys Ther (2001) 34(3):138–147. https://doi.org/10.1519/JPT.0b013e31820e0e71

Din D, Silvia BG, Lord S, Nieuwboer A, Bekkers EMJ, Pelosin E, Avanzino L, Bloem BR, Olde MGM, Rikkert FN, Cereatti A, Croce UD, Mirelman A, Hausdorff JM, Rochester L (2020) Falls risk in relation to activity exposure in high-risk older adults. J Gerontol A Biol Sci Med Sci 75(6):1198–1205. https://doi.org/10.1093/gerona/glaa007

Fleig L, McAllister MM, Chen P, Iverson J, Milne K, McKay HA, Clemson L, Ashe MC (2016) Health behaviour change theory meets falls prevention: feasibility of a habit-based balance and strength exercise intervention for older adults. Psychol Sport Exerc 22:114–122. https://doi.org/10.1016/j.psychsport.2015.07.002

Granacher U, Hortobágyi T (2015) Exercise to improve mobility in healthy aging. Sports Med 45(12):1625–1626. https://doi.org/10.1007/s40279-015-0405-9

Gregg EW, Pereira MA, Caspersen CJ (2000) Physical activity, falls, and fractures among older adults: a review of the epidemiologic evidence. J Am Geriatr Soc 48(8):883–893. https://doi.org/10.1111/j.1532-5415.2000.tb06884.x

Hartmann-Tews I, Tischer U, Combrink C (2012) Bewegtes Alter(n): Sozialstrukturelle Analysen von Sport im Alter: Eine Frage des Geschlechts, 1. Aufl. Verlag Barbara Budrich, Opladen/Berlin

Jansen C-P, Nerz C, Kramer F, Labudek S, Klenk J, Dams J, König H-H, Clemson L, Becker C, Schwenk M (2018) Comparison of a group-delivered and individually delivered lifestyle-integrated functional exercise (LiFE) program in older persons: a randomized noninferiority trial. BMC Geriatr 18(1):267. https://doi.org/10.1186/s12877-018-0953-6

Jansen C-P, Nerz C, Labudek S, Gottschalk S, Kramer-Gmeiner F, Klenk J, Dams J, König H-H, Clemson L, Becker C, Schwenk M (2021) Lifestyle-integrated functional exercise to prevent falls and promote physical activity: Results from the LiFE-is-LiFE randomized non-inferiority trial. Int J Behav Nutr Phys Act 18(1):115. https://doi.org/10.1186/s12966-021-01190-z

Jefferis BJ, Merom D, Sartini C, Wannamethee SG, Ash S, Lennon LT, Iliffe S, Kendrick D, Whincup PH (2015) Physical activity and falls in older men: the critical role of mobility limitations. Med Sci Sports Exerc 47(10):2119–2128. https://doi.org/10.1249/MSS.0000000000000635

Lally, Phillippa, Cornelia H. M. van Jaarsveld, Potts HWW und, Wardle J 2010. „How are habits formed: modelling habit formation in the real world". Eur J Soc Psychol 40(6):998–1009. doi: https://doi.org/10.1002/ejsp.674

Lawton BA, Rose SB, Raina Elley C, Dowell AC, Fenton A, Moyes SA (2008) Exercise on prescription for women aged 40-74 recruited through primary care: two year randomised controlled trial. BMJ (Clin Res Ed) 337:a2509. https://doi.org/10.1136/bmj.a2509

Mertz KJ, Lee D-C, Sui X, Powell KE, Blair SN (2010) Falls among adults: the association of cardiorespiratory fitness and physical activity with walking-related falls. Am J Prev Med 39(1):15–24. https://doi.org/10.1016/j.amepre.2010.03.013

Peel NM, Kassulke DJ, McClure RJ (2002) Population based study of hospitalised fall related injuries in older people. Inj Prev J Int Soc Child Adolesc Inj Prev 8(4):280–283. https://doi.org/10.1136/ip.8.4.280

Plass D, Vos T, Hornberg C, Scheidt-Nave C, Zeeb H, Krämer A (2014) Trends in disease burden in Germany: results, implications and limitations of the global burden of disease study. Dtsch Arztebl Int 111(38):629–638. https://doi.org/10.3238/arztebl.2014.0629

Rapp K, Freiberger E, Todd C, Klenk J, Becker C, Denkinger M, Scheidt-Nave C, Fuchs J (2014) Fall incidence in Germany: results of two population-based studies, and comparison of retrospective and prospective falls data collection methods. BMC Geriatr 14:105. https://doi.org/10.1186/1471-2318-14-105

Sherrington C, Fairhall NJ, Wallbank GK, Tiedemann A, Michaleff ZA, Howard K, Clemson L, Hopewell S, Lamb SE (2019) „Exercise for preventing falls in older people living in the community". Cochrane Datab Syst Rev 1:CD012424. https://doi.org/10.1002/14651858.CD012424.pub2

Taylor D (2014) Physical activity is medicine for older adults. Postgrad Med J 90(1059):26–32. https://doi.org/10.1136/postgradmedj-2012-131366

Tinetti ME, Speechley M, Ginter SF (1988) Risk factors for falls among elderly persons living in the community. N Engl J Med 319(26):1701–1707. https://doi.org/10.1056/NEJM198812293192604

Weber M, Belala N, Clemson L, Boulton E, Hawley-Hague H, Becker C, Schwenk M (2018) Feasibility and effectiveness of intervention programmes integrating functional exercise into daily life of older adults: a systematic review. Gerontology 64(2):172–187. https://doi.org/10.1159/000479965

Wurm S, Berner F, Tesch-Römer C (2013) „Altersbilder im Wandel". bpb.de. https://www.bpb.de/apuz/153117/altersbilder-im-wandel. Zugegriffen am 31.01.2022

Das gLiFE-Programm

2

Ausgehend von den vielversprechenden Ergebnissen des originalen LiFE-Programms (Abb. 2.1) von Prof. Clemson und Kolleginnen wäre eine flächendeckende Implementierung des Programms wünschenswert. Diese wird allerdings aufgrund der individuellen und zeitlich intensiven Vermittlung in Form der Hausbesuche gehemmt (Jansen et al. 2018, 2021). Ein gruppenbasierter Vermittlungsansatz könnte dafür sorgen, dass die Vermittlungskosten verringert werden, sodass eine flächendeckende Implementierung des Programms realisierbar ist. Um möglichst vielen Menschen den Zugang zum LiFE-Programm zu ermöglichen, wurde im Rahmen des vom Bundesministerium für Bildung und Forschung (BMBF) geförderten LiFE-is-LiFE-Projekts (Jansen et al. 2018) das hier vorgestellte, speziell auf die flächendeckende Implementierung ausgerichtete gruppenbasierte LiFE-Programm (gLiFE) entwickelt (Kramer et al. 2020).

Ein zentraler Aspekt der Konzeptentwicklung des gLiFE-Programms war die Frage, wie sich das auf ein Einzeltraining ausgelegte Hausbesuchsprogramm in einer Gruppe vermitteln lässt, ohne dabei die Kernelemente des Programms zu vernachlässigen.

Startpunkt der Entwicklung war die Vorarbeit dreier Pilotstudien (Fleig et al. 2016; Gibbs et al. 2015, 2019; Li et al. 2018) zur gruppenbasierten Vermittlung des LiFE-Programms, welche allerdings nicht speziell für eine großflächige Implementierung des Programms konzipiert wurden.

Die Forschungsgruppe um Gibbs und Kolleginnen (Gibbs et al. 2015, 2019) entwickelten beispielsweise ein LiFE-Konzept, das vier Gruppeneinheiten und eine Hausbesuchseinheit kombinierte. Der Hausbesuchstermin zielte darauf ab, die LiFE-Übungen auf die individuelle häusliche Umgebung anzupassen. Während eine

Ergänzende Information Die elektronische Version dieses Kapitels enthält Zusatzmaterial, auf das über folgenden Link zugegriffen werden kann [https://doi.org/10.1007/978-3-662-64736-3_2]. Die Videos lassen sich durch Anklicken des DOI-Links in der Legende einer entsprechenden Abbildung abspielen, oder indem Sie diesen Link mit der SN More Media App scannen.

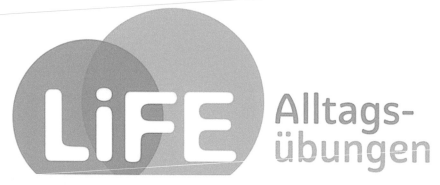

Abb. 2.1 Das LiFE-Programm – der etwas andere Ansatz. ((▶ https://doi.org/10.1007/000-8m6))

solche Anpassung aus wissenschaftlicher Sicht sinnvoll ist, hemmt dieses Vorgehen eine kosteneffiziente, großflächige Implementierung des Programms speziell im deutschen Gesundheitssystem.

Eine weitere Variante, nämlich LiFE in der Gruppe durchzuführen, wurde von Fleig und Kolleginnen pilotiert (Fleig et al. 2016). In ihrer Studie wurde das LiFE-Programm von drei Trainerinnen bei einer Gruppengröße von 13 jungen Seniorinnen (Altersspanne: 59–61 Jahren) durchgeführt. Dieses Trainerin-Teilnehmenden-Verhältnis gewährleistet zwar ein hohes Maß an Sicherheit beim Training sowie eine optimale Vermittlung des Konzepts in Form von zusätzlichen Einzelberatungen während der Gruppeneinheiten, jedoch erfordert eine solche Durchführung einen hohen Bedarf an Ressourcen, wodurch die großflächige Implementierung ebenfalls eingeschränkt wird. Es stellte sich die Frage, ob durch spezifische Lehrmethoden und optimale Organisationsformen ein geringeres Trainerin-Teilnehmenden-Verhältnis möglich ist, ohne Einbußen bei der Qualität der Vermittlung und der Sicherheit der Teilnehmenden hinnehmen zu müssen.

Neben dem fehlenden Fokus auf die großflächige Implementierung zeigten die bereits bestehenden gruppenbasierten LiFE-Formate (Fleig et al. 2016; Gibbs et al. 2015) Verbesserungspotenzial im Hinblick auf die Vermittlung von Inhalten zur Verhaltensänderung. Der grundlegende Aspekt der langfristigen Aufrechterhaltung der LiFE-Übungen könnte durch die Betonung der Gewohnheitsbildung verstärkt

werden. Hierzu war es erforderlich, die bereits bestehenden Inhalte zur Verhaltensänderung zu verfeinern und gezielt als theoretische Einheiten in das Gruppenprogramm einfließen zu lassen. Im Folgenden wird der Entwicklungsprozess des gruppenbasierten LiFE-Programms (gLiFE) beschrieben.

2.1 Der Entwicklungsprozess

Der Entwicklungsprozess des gLiFE-Programms orientierte sich an dem bereits bestehenden, originalen LiFE-Konzept (siehe hierzu Trainer-Manual – Aktiv und sicher durchs Leben mit dem LiFE-Programm, Springer-Verlag, Clemson et al.
2018b) und an den internationalen Vorarbeiten zum gruppenbasierten LiFE-
Programm (Fleig et al. 2016; Gibbs et al. 2015; Li et al. 2018). Zusätzlich dienten
die Richtlinien vom britischen Medical Research Council (MRC) (Craig et al. 2008)
zur Entwicklung komplexer Interventionen mit ihren vier Schritten – Entwicklung,
Machbarkeit und Pilotierung, Evaluation und Implementierung – zur Orientierung.
Aus theoretischer Sicht fußt gLiFE auf verschiedenen Theorien zur Gesundheitsverhaltensänderung (siehe Abschn. 3.2 *Säule II: Theorien zur Verhaltensänderung*),
sportwissenschaftlichen Theorien zum Gruppentraining bei Älteren (Imel 1999;
Kirchner 1998; Vogt und Töpper 2011) sowie den Behavior Change Techniques
(BCTs) von Michie und Kolleginnen (Michie et al. 2011). Ein interdisziplinäres
Team aus Expertinnen der Bewegungswissenschaft, Gesundheitspsychologie, Ergo-
und Physiotherapie, Gerontologie und Gesundheitsökonomie war an der Entwicklung des gLiFE-Konzepts beteiligt. Darüber hinaus wurden elf Seniorinnen im Alter
von 67 bis 90 Jahren beim Entwicklungsprozess mit einbezogen, um die entwickelten Inhalte und Vermittlungsformen zu testen und zu evaluieren.

Die Anzahl der Gruppeneinheiten sowie die Reihenfolge der gLiFE-Übungen
wurden basierend auf früheren LiFE-Studien festgelegt (Clemson et al. 2012;
Schwenk et al. 2019; Taraldsen et al. 2019). Um das im Gruppensetting geringere
Trainerin-Teilnehmenden-Verhältnis zu kompensieren, wurden Theorien (Bandura
1977; Burke et al. 2008) und Methoden (Imel 1999; Kirchner 1998; Rose 2018;
Voelker und Lindemann 2011; Vogt und Töpper 2011) zum Gruppenlernen angewandt, einschließlich Empfehlungen zur Gruppengröße (Imel 1999), Organisationsformen (Voelker und Lindemann 2011) und Struktur (Imel 1999; Kirchner 1998;
Vogt und Töpper 2011). Zur Beantwortung der Frage, wie gLiFE vermittelt werden
könnte, wurde die Social Learning Theory (Bandura 1977) angewandt, welche auf
das Phänomen von Leitfiguren („role models") innerhalb des Gruppentrainings zu-
rückgreift. Gruppenübungen und -diskussionen werden daher in gLiFE eingesetzt,
um den Zusammenhalt innerhalb der Gruppe zu stärken (Burke et al. 2008) und
somit die Motivation der Teilnehmenden aufrechtzuerhalten. All diese Überlegun-
gen wurden bei der Entwicklung des gLiFE-Programms berücksichtigt und angewandt, sodass ein manualisiertes gLiFE-Konzept entstanden ist, welches sich im
Hinblick auf den konzeptionellen Aufbau, die Art der Vermittlung und den verwendeten Materialien vom originalen, individuell über Hausbesuche vermittelten LiFE-
Programms unterscheidet. In Tab. 2.1 sind die wichtigsten Gemeinsamkeiten und
Unterschiede zwischen den beiden LiFE-Formaten (LiFE und gLiFE) dargestellt.

Tab. 2.1 Gemeinsamkeiten und Unterschiede zwischen den beiden LiFE-Formaten. (LiFE und gLiFE)

	LiFE	gLiFE
Ziel	Verbesserung der Gleichgewichtsfähigkeit und der Kraft der unteren Extremität; Steigerung der körperlichen Aktivität, Verringerung des Sturzrisikos; langfristige Aufrechterhaltung der LiFE-Übungen durch Gewohnheitsbildung und Selbstwirksamkeit der Teilnehmenden	
Idee	Aufbau neuer Bewegungsgewohnheiten durch die Verknüpfung der LiFE-Übungen mit spezifischen Alltagssituationen	
Aufbau	Bis zu sieben Hausbesuche à einer Stunde; Erklärung der LiFE-Prinzipien beim ersten Hausbesuch; flexible Einführung der LiFE-Übungen (ein bis zwei Gleichgewichts-/Kraftübungen pro Einheit)	Sieben Gruppeneinheiten à zwei Stunden; Einführung der LiFE-Übungen in einer vorgegebenen Übungsreihenfolge → angepasst auf zehn Gruppeneinheiten à 1,5 Stunden
Inhalt	LiFE-Prinzipien; Gleichgewichts- und Kraftübungen; Anpassung des Schwierigkeitsgrads der Übungen an den eigenen Trainingsfortschritt	
	Planung der Übungsdurchführung; Trainerin-Teilnehmenden Dialoge	Planung der Übungsdurchführung; theoriebasierte Einheiten zur Verhaltensänderung; Gruppendiskussionen
Vermittlung	Förderung der Autonomie bei der Auswahl von Alltagssituationen in denen die LiFE-Übungen durchgeführt werden können; Anpassung der LiFE-Übungen während der gesamten Interventionsphase; Visualisierung	
	Flexible Vermittlung der Inhalte	Detailliertes Curriculum (gLiFE-Konzept), wie und wann die Inhalte vermittelt werden; Trainerin folgt didaktischen Prinzipien (z. B. Wiederholen und Variieren) und „Behaviour Change Techniques" (BCT, Techniken zur Verhaltensmodifikation)[*]; unterschiedliche Organisationsformen beim Durchführen der Übungen in der Gruppe (meist Stuhlkreis)
Materialien	LiFE Assessment Tool (LAT, Tool zur Beurteilung des Schwierigkeitsgrads der Bewegungsausführung); LiFE-Teilnehmerhandbuch (Clemson et al. 2018a)	
	Übungszähler (Aufzeichnung der Anzahl der durchgeführten Übungen); Übungsplaner (detaillierter Plan, wann, wo und wie die Übungen durchgeführt werden können); Tabelle der alltäglichen Tätigkeiten (zur Identifizierung von geeigneten Alltagssituationen zur Implementierung der LiFE-Übungen in den Tagesablauf)	Arbeitsbuch (beinhaltet Übungszähler und Übungsplaner), Flipchart, laminierte Karten, Kartons
Setting	Das häusliche Umfeld der Teilnehmenden	(Öffentlicher) Gruppenraum
Trainer-Teilnehmende-Verhältnis	1:1	1:6 (zwei Trainerinnen in einer Gruppe von bis zu zwölf Teilnehmenden)

[*]siehe Punkt 3.2 Säule II

Literatur

Bandura A (1977) Social learning theory. Prentice Hall, Englewood Cliffs

Burke S, Carrón A, Shapcott KM (2008) „Cohesion in exercise groups: an overview". https://doi. org/10.1080/17509840802227065

Clemson L, Fiatarone MA, Singh AB, Cumming RG, Manollaras K, O'Loughlin P, Black D (2012) Integration of balance and strength training into daily life activity to reduce rate of falls in older people (the LiFE study): randomised parallel trial. BMJ 345:e4547. https://doi.org/10.1136/ bmj.e4547

Clemson L, Munro J, Singh MF, Schwenk M, Becker C (2018a) Aktiv und sicher durchs Leben mit dem LiFE Programm, 1. Aufl. 2018 Edition. Springer, Berlin

Clemson L, Munro J, Singh MF, Schwenk M, Nerz C (2018b) Trainer-Manual – Aktiv und sicher durchs Leben mit dem LiFE Programm: Evidenzbasierte Sturzprophylaxe für Senioren, 1. Aufl. 2019 Edition. Springer, Berlin

Craig P, Dieppe P, Macintyre S, Michie S, Nazareth I, Petticrew M, Medical Research Council Guidance (2008) Developing and evaluating complex interventions: the new medical research council guidance. BMJ (Clin Res Ed) 337:a1655. https://doi.org/10.1136/bmj.a1655

Fleig L, McAllister MM, Chen P, Iverson J, Milne K, McKay HA, Clemson L, Ashe MC (2016) Health behaviour change theory meets falls prevention: Feasibility of a habit-based balance and strength exercise intervention for older adults. Psychol Sport Exerc 22:114–122. https://doi. org/10.1016/j.psychsport.2015.07.002

Gibbs JC, McArthur C, Milligan J, Clemson L, Lee L, Boscart VM, Heckman G, Rojas-Fernandez C, Stolee P, Giangregorio LM (2015) Measuring the implementation of a group-based lifestyle-integrated functional exercise (Mi-LiFE) intervention delivered in primary care for older adults aged 75 years or older: a pilot feasibility study protocol. Pilot Feasibil Stud 1:20. https://doi. org/10.1186/s40814-015-0016-0

Gibbs JC, McArthur C, Milligan J, Clemson L, Lee L, Boscart VM, Heckman G, Stolee P, Giang-regorio LM (2019) Measuring the implementation of lifestyle-integrated functional exercise in primary care for older adults: results of a feasibility study. Can J Aging 38(3):350–366. https:// doi.org/10.1017/S0714980818000739

Imel S (1999) Using groups in adult learning: theory and practice. J Contin Educ Health Prof 19(1):54–61. https://doi.org/10.1002/chp.1340190107

Jansen C-P, Nerz C, Kramer F, Labudek S, Klenk J, Dams J, König H-H, Clemson L, Becker C, Schwenk M (2018) Comparison of a group-delivered and individually delivered lifestyle-integrated functional exercise (LiFE) program in older persons: a randomized noninferiority trial. BMC Geriatr 18(1):267. https://doi.org/10.1186/s12877-018-0953-6

Jansen C-P, Nerz C, Labudek S, Gottschalk S, Kramer-Gmeiner F, Klenk J, Dams J, König H-H, Clemson L, Becker C, Schwenk M (2021) Lifestyle-integrated functional exercise to prevent falls and promote physical activity: results from the LiFE-is-LiFE randomized non-inferiority trial. Int J Behav Nutr Phys Act 18(1):115. https://doi.org/10.1186/s12966-021-01190-z

Kirchner G (1998) Seniorensport. Theorie und Praxis. Meyer & Meyer, Aachen

Kramer F, Labudek S, Jansen C-P, Nerz C, Fleig L, Clemson L, Becker C, Schwenk M (2020) Development of a conceptual framework for a group-based format of the lifestyle-integrated functional exercise (GLiFE) programme and its initial feasibility testing. Pilot Feasibil Stud 6 (1):6. https://doi.org/10.1186/s40814-019-0539-x

Li K, Comer K, Huang T, Schmidt K, Tong M (2018) Effectiveness of a modified lifestyle-integrated functional exercise program in residential retirement communities-a pilot study. SAGE Open Nurs 4:2377960818793033. https://doi.org/10.1177/2377960818793033

Michie S, Stefanie Ashford FF, Sniehotta SU, Dombrowski AB, French DP (2011) A refined taxo-nomy of behaviour change techniques to help people change their physical activity and healthy eating behaviours: the CALORE taxonomy. Psychol Health 26(11):1479–1498. https://doi.or g/10.1080/08870446.2010.540664

Rose D (2018) Physical activity instruction of older adults, 2. Aufl. Human Kinetics, Champaign

Schwenk M, Bergquist R, Boulton E, Van Ancum JM, Nerz C, Weber M, Barz C, Jonkman NH, Taraldsen K, Helbostad JL, Vereijken B, Pijnappels M, Maier AB, Zhang W, Becker C, Todd C, Clemson L, Hawley-Hague H (2019) The adapted lifestyle-integrated functional exercise program for preventing functional decline in young seniors: development and initial evaluation. Gerontology 65(4):362–374. https://doi.org/10.1159/000499962

Taraldsen K, Stefanie Mikolaizak A, Maier AB, Boulton E, Aminian K, van Ancum J, Bandinelli S, Becker C, Bergquist R, Chiari L, Clemson L, French DP, Gannon B, Hawley-Hague H, Jonkman NH, Mellone S, Paraschiv-Ionescu A, Pijnappels M, Schwenk M, Todd C, Yang FB, Zacchi A, Helbostad JL, Vereijken B (2019) Protocol for the prevent IT feasibility randomised controlled trial of a lifestyle-integrated exercise intervention in young older adults. BMJ Open 9(3):e023526. https://doi.org/10.1136/bmjopen-2018-023526

Voelker DC, Lindemann T (2011) Physiotherapie: Didaktik und Methodik für Bewegungsgruppen: Schülerbuch. Cornelsen Verlag, Berlin

Vogt L, Töpper A (2011) Sport in der Prävention: Handbuch für Übungsleiter, Sportlehrer, Physiotherapeuten und Trainer In Kooperation mit dem Deutschen Olympischen Sportbund, 3. Aufl. Deutscher Ärzteverlag, Köln

gLiFE-Konzept: drei Säulen

3

Das Konzept von gLiFE-basiert auf zwei Hauptsäulen – den *LiFE-Prinzipien und den dazugehörigen LiFE-Übungen* sowie den *Theorien zur Verhaltensänderung* (Abb. 3.1). Die dritte Säule *Didaktik* gibt vor, wie die Inhalte von gLiFE vermittelt werden. Die Unterkategorien „Vermittlung", „Organisatorisches Setting" und „Materialien" enthalten genauere Informationen zur Durchführung des gLiFE-Programms.

Ergänzende Information Die elektronische Version dieses Kapitels enthält Zusatzmaterial, auf das über folgenden Link zugegriffen werden kann [https://doi.org/10.1007/978-3-662-64736-3_3]. Die Videos lassen sich durch Anklicken des DOI-Links in der Legende einer entsprechenden Abbildung abspielen, oder indem Sie diesen Link mit der SN More Media App scannen.

C. Nerz et al., *Trainer-Manual Gruppen-LiFE-Programm*,
https://doi.org/10.1007/978-3-662-64736-3_3

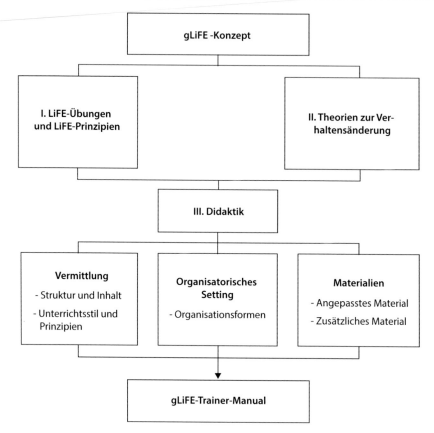

Abb. 3.1 gLiFE-Konzept (Übersetzung der Originalabbildung aus Kramer et al. 2020). *Hinweis Abbildung: (*http://creativecommons.org/publicdomain/zero/1.0/*)*

3.1   Säule I: LiFE-Prinzipien und LiFE-Übungen

Die Hauptinhalte des ursprünglichen LiFE-Programms, die LiFE-Prinzipien und LiFE-Übungen von Prof. Clemson und Kolleginnen (Clemson et al. 2018, 2012) bilden die Grundlage des gLiFE-Programms. So enthält gLiFE dieselben insgesamt 14 Gleichgewichts- und Kraftübungen sowie Strategien zur Steigerung der körperlichen Aktivität. Die Gleichgewichtsübungen zielen auf die Verbesserung der statischen und dynamischen Gleichgewichtsfähigkeit ab, die Kraftübungen auf die Steigerung der Kraft der unteren Extremität. Neben der hohen Effektivität der Übungen für die Zielgruppe der sturzgefährdeten Personen ab 70 Jahren sind die LiFE-

Übungen zudem gut in den Alltag integrierbar. Damit die Teilnehmenden des Programms in der Lage sind, ihr Training selbstständig zu gestalten und an ihren individuellen Trainingsfortschritt anzupassen, beinhaltet das LiFE-Programm verschiedene Gleichgewichts- und Kraftprinzipien. Die Vermittlung der LiFE-Prinzipien in Kombination mit den LiFE-Übungen gibt den Teilnehmenden die Möglichkeit, die Übungen individuell in ihren Alltag zu integrieren und ihr Training dabei langfristig und selbstständig zu gestalten (Clemson und Munro 2015a). Die im Folgenden aufgelisteten Prinzipien und Übungen werden im LiFE-Programm vermittelt:

Die Prinzipien zur Verbesserung der Gleichgewichtsfähigkeit

1. Die Unterstützungsfläche verkleinern
2. Das Gewicht verlagern bis an die Grenzen der Stabilität
3. Über Gegenstände steigen

Die Prinzipien zur Verbesserung der Kraft

1. Bewegungen häufiger durchführen
2. Bewegungen langsamer durchführen
3. Bewegungen mit weniger Muskelgruppen durchführen
4. Bewegungen mit Zusatzgewicht durchführen
5. Bewegungen mit größerem Bewegungsradius durchführen
6. Bewegung mit zwischenzeitlichem Innehalten durchführen

Die Prinzipien 5 und 6 wurden in Laufe des Entwicklungsprozesses des LiFE-Programms ergänzt. Diese wurden in der ursprünglichen Version von Prof. Clemson und Kolleginnen (Clemson et al. 2014) zwar erwähnt, jedoch nicht als explizite Prinzipien definiert.

Prinzipien zur Steigerung der körperlichen Aktivität

1. Mehr bewegen
2. Weniger sitzen

An dieser Stelle wird für eine detaillierte Beschreibung zur Anwendung der LiFE-Prinzipien sowie Anleitung zur Bewegungsausführung der LiFE-Übungen auf das bereits publizierte Trainer-Manual zum originalen LiFE-Programm *„Trainer-Manual – Aktiv und sicher durchs Leben mit dem LiFE Programm"* (Clemson et al. 2018) verwiesen.

Gleichgewichtsübungen zur Verbesserung der dynamischen und statischen Gleichgewichtsfähigkeit

1. Tandemstand
2. Tandemgang
3. Einbeinstand
4. Gewichtsverlagerung – vorwärts und rückwärts
5. Gewichtsverlagerung – seitwärts
6. Über Gegenstände steigen – vorwärts und rückwärts
7. Über Gegenstände steigen – seitwärts

Kraftübungen für die untere Extremität

1. Kniebeugen
2. Aufstehen vom Stuhl
3. Auf den Zehenspitzen – gehen und stehen
4. Auf den Fersen – gehen und stehen
5. Treppensteigen
6. Seitwärts gehen
7. Muskeln anspannen

Übungsreihenfolge

Im ursprünglichen LiFE-Programm gibt es keine festgelegte Reihenfolge, in der die LiFE-Übungen eingeführt werden sollen. Die Nutzereinbindung im Entwicklungsprozess hat gezeigt, dass ein Gruppentraining einen anderen Ansatz erfordert. Daher wurde für das gLiFE-Programm eine standardisierte Reihenfolge für die Einführung der LiFE-Übungen entwickelt (Tab. 3.1). Basis für die Festlegung der Übungsreihenfolge waren zum einen die Ergebnisse einer früheren Studie zum LiFE-Programm (Schwenk et al. 2019), in der die Teilnehmenden anhand eines Fragebogens ihre drei Lieblingsübungen angaben. Zum anderen haben Expertinnen aus dem Bereich der Sturzprävention, welche selbst bereits umfassende Erfahrung mit dem LiFE-Programm sammeln konnten, die Übungen nach ihrem Schwierigkeitsgrad und der Komplexität bewertet und geordnet. Ausgehend von den Ergebnissen der Vorgängerstudie und dem Urteil der Expertinnen werden in gLiFE zunächst die Übungen eingeführt, die über eine hohe Beliebtheit sowie einfache Integrierbarkeit in den Alltag verfügen. Komplexere Übungen, wie beispielsweise das Seitwärts gehen, und schwierigere Übungen bezüglich der Durchführung, wie beispielsweise der Einbeinstand, werden in späteren Einheiten eingeführt. Durch die kontinuierliche Steigerung der Komplexität der zu vermittelten Inhalte soll eine Überforderung der Teilnehmenden verhindert und positive Lernerfahrungen gewährleistet werden.

Tab. 3.1 Umsetzung der Theorie zur Verhaltensänderung im gLiFE-Programm

Einheit und Inhalt	Ziel	Theoretisches Konzept	BCT(s)	Annahme	Methode	Weiterführende Literatur:
1: Vorteile körperlicher Aktivität	Motivation der Teilnehmenden stärken	Handlungsergebniserwartung (HAPA)	Informationen über gesundheitliche Konsequenzen (BCT Nummer 5.1.)	Wenn die Vorteile, ein bestimmtes Verhalten auszuführen, die Nachteile überwiegen, erhöht das die Motivation zur Verhaltensänderung	Gruppendiskussion, gemeinsames Sammeln der Vorteile körperlicher Aktivität am Flipchart	Schwarzer (2008) Schwarzer (2016)
1, 2: Einführung der LiFE-Prinzipien	Kompetenzen zur selbstständigen Trainingsgestaltung vermitteln	Kompetenz (Selbstbestimmungstheorie)		Wenn die Teilnehmenden autonom ihr Training gestalten können, steigert das die (intrinsische) Motivation und trägt zur langfristigen Aufrechterhaltung bei	Erläuterung der LiFE-Prinzipien mithilfe der laminierten Karte Z1	Ryan und Deci (2000)
3: Schlüsselreize	Das Verständnis und die Aufmerksamkeit für (geeignete) Schlüsselreize steigern	Schlüsselreize (Gewohnheitsbildung)	Hinweise und Schlüsselreize (BCT Nummer 7.1.)	Schlüsselreize als Auslöser für den Verhaltensimpuls im Rahmen von gewohnten Handlungen	Erläuterung zum Unterschied verschiedener Schlüsselreize, danach gemeinsames Finden von Schlüsselreizen (hier bietet sich das Vorgehen nach Räumen an, z. B. Küche, Bad, Wohnzimmer, etc.)	Gardner et al. (2012) Lally und Gardner 2013 Gardner et al. (2020)

(Fortsetzung)

Tab. 3.1 (Fortsetzung)

Einheit und Inhalt	Ziel	Theoretisches Konzept	BCT(s)	Annahme	Methode	Weiterführende Literatur:
4: Upgrading	Lernen, die LiFE-Übungen selbstständig an den eigenen Trainingsfortschritt anzupassen	Selbstwirksamkeitserwartung (HAPA), Kompetenz	Gestaffelte Aufgaben (BCT Nummer 8.7.)	Erfolgserlebnisse und Kompetenzerfahrungen steigern die Motivation und tragen zur langfristigen Aufrechterhaltung der LiFE-Übungen bei	Trainerin gibt Einführung zum Upgrading, danach gemeinsames Sammeln der Möglichkeiten zur Steigerung der LiFE-Übungen am Flipchart	Schwarzer (2016) Ryan und Deci (2000)
5: Bewältigungsplanung	Hürden als Lernchance begreifen, Bewältigungsplanung als weitere Planungsstrategie im Falle von auftretenden Hürden kennenlernen	Bewältigungsplanung (HAPA)	Problemlösen (BCT Nummer 1.2.), Instruktion zur Verhaltensausführung (BCT Nummer 4.1.)	Bewältigungspläne (Wenn-Teil: Hürde; Dann-Teil: Alternativplan) beinhalten eine Lösung, die beim Antreffen der jeweiligen Hürde direkt „parat" ist	Trainerin gibt Input zu Hürden, gemeinsames Sammeln von Hürden auf dem Flipchart	Schwarzer (2016)
6: Körperliche Aktivität	Siehe Einheit 1					

7: Ressourcen für die langfristige Aufrechterhaltung der LiFE-Übungen	Ressourcenorientierung der Teilnehmenden stärken	(intrinsische) Motivation, Selbstwirksamkeit, soziale Unterstützung, Kompetenz	Informationen zu Vorläufern (BCT Nummer 4.2.)	Durch den Blick auf die Ressourcen, die den Teilnehmenden bei der Durchführung der LiFE-Übungen zur Verfügung stehen, soll die Autonomie und das Kompetenzerleben der Teilnehmenden gestärkt werden (sie haben alles in sich, um das LiFE-Programm langfristig erfolgreich weiterzuführen)	Die theoretischen Konzepte werden vorgestellt und gemeinsam mit den Teilnehmenden wird die Anwendung auf den LiFE-Kontext erarbeitet	Kwasnicka et al. (2016)
8: Gewohnheitsbildung	Unterschied zwischen automatischer Verhaltensinitiierung und –Durchführung verdeutlichen	Gewohnheitsbildung, gewohnheitsbasierte Verhaltensinitiierung und –Durchführung	(BCT Nummer 8.3.)	Der Verhaltensimpuls für die LiFE-Übungen wird im besten Fall zu Gewohnheit, während die Verhaltensdurchführung bewusst (und an den eigenen Kraft- bzw. Stabilitätsgrenzen) passiert	Erläuterung der Konzepte, gemeinsam mit den Teilnehmenden am Flipchart sammeln, welche Eigenschaften Gewohnheiten haben	Gardner et al. (2016)
9	Wiederholung der theoretischen Inhalte aus Einheit 1–4					
10	Wiederholung der theoretischen Inhalte aus Einheit 5–8					

BCT= engl. Behaviour Change Technique (deutsch: Strategie zur Verhaltensmodifikation)

3.2   Säule II: Theorien zur Verhaltensänderung

3.2.1   Gewohnheitsbildung: theoretischer Hintergrund und Anwendung auf den LiFE-Kontext

Das Ziel des LiFE-Programms ist es, ältere Menschen auf dem Weg zu neuen, aktiven Gewohnheiten zu unterstützen. Die Theorie zur Gewohnheitsbildung wurde im Rahmen des gLiFE-Entwicklungsprozesses überarbeitet. Das gLiFE-Konzept basiert zusätzlich zu dem LiFE-Konzept zur Gewohnheitsbildung (Clemson und Munro 2015b) auf dem Prozessmodell gesundheitlichen Handelns (Health Action Process Approach; HAPA (Schwarzer 2008)), der Selbstbestimmungstheorie (Ryan und Deci 2000) und der Theorie zur Gewohnheitsbildung (Gardner et al. 2019). Im folgenden Kapitel werden die Grundannahmen und Techniken zur Gewohnheitsbildung und deren konkrete Umsetzung im gLiFE-Programm vorgestellt.

Gewohnheiten sind allgegenwärtig. Sie begegnen uns bei alltäglichen Tätigkeiten wie dem Zähneputzen, wenn wir die Haustür abschließen, oder auch im Sinne von „schlechten Gewohnheiten", die man gerne loswerden möchte. Bereits William James, ein bekannter Psychologe, postulierte 1890, dass Gewohnheiten einen sehr großen Teil unseres Lebens umfassen (James 1887). In der Forschung werden gewohnheitsbasierte Interventionen immer häufiger eingesetzt, um Gesundheitsverhalten nachhaltig zu verändern. Doch was sind Gewohnheiten eigentlich genau? Was macht eine Gewohnheit aus und warum sind Gewohnheiten so schwer zu etablieren beziehungsweise loszuwerden?

Gewohnheiten sind Prozesse, bei denen ein Handlungsimpuls automatisch durch einen Kontextreiz ausgelöst wird (Gardner et al. 2019; Wood und Rünger 2016). Das bedeutet, dass es eine mentale Verbindung zwischen dem ausgeübten Verhalten und dem Kontext gibt. Nehmen wir diesen Kontext wahr, beispielsweise, wenn wir einen bestimmten Ort betreten, wird die damit verknüpfte Handlung automatisch angestoßen. Ein Beispiel hierfür wäre der Kontext „das Haus verlassen" und die Handlung „die Haustür abschließen". Wenn der Kontext (das Haus verlassen) wahrgenommen wird, wird automatisch der Verhaltensimpuls (die Haustür abschließen) mit den einzelnen Teilhandlungen, wie beispielsweise den Schlüssel vom Schlüsselbrett nehmen und ins Schlüsselloch stecken, ausgelöst.

Genau diese Automatisierung ist sowohl die Crux als auch das Potenzial von Gewohnheiten. Gewohnheiten können dazu führen, dass sich der Handlungsablauf sehr flüssig und einstudiert anfühlt, fast wie eine lang geübte Choreografie. Manchmal funktioniert die Handlungsausführung sogar ganz ohne bewusste Kontrolle. Daher fragen wir uns manchmal, ob wir die Haustür wirklich abgeschlossen haben oder nicht. Diese Automatizität setzt (kognitive) Ressourcen frei, die dann für andere Aufgaben und Entscheidungen zur Verfügung stehen. Das menschliche Gehirn ist immer auf der Suche nach Möglichkeiten, Prozesse effizienter zu gestalten, weshalb es bei einer gewissen Anzahl an Wiederholungen eine „mentale Autobahn" zwischen zwei Dingen, in diesem Fall dem Kontext und der Handlung, baut und dadurch eine Gewohnheit etabliert. Wie lange es dauert, bis sich eine Gewohnheit aufbaut, kann von Person zu Person sehr unterschiedlich sein. Viele Menschen berichten, dass ein neues Verhalten nach ca. 2,5 Monaten zur Gewohnheit geworden ist, jedoch gibt es eine sehr große Spannweite von drei Wochen bis zu neun Monaten (Keller et al. 2021; Lally et al. 2010). Typisch für den Verlauf der Gewohnheitsbildung sind starke Anstiege der Gewohnheitsstärke zu Beginn, die dann in eine langsamere Annäherung an ein Maximum übergehen.

Jedoch kann das hohe Ausmaß an Automatizität auch dazu führen, dass unsere guten Vorsätze oder unsere Willenskraft manchmal bei schlechten Gewohnheiten nicht schnell genug „interveniert". Schlechte Gewohnheiten loszuwerden ist oft sehr mühsam und Bedarf viel Selbstdisziplin. Andererseits sind Gewohnheiten, erst einmal etabliert, sehr beständig und können sogar Motivationstiefs überdauern. Das Ziel des LiFE-Programms ist es, die Mechanismen von Gewohnheiten effektiv zu nutzen und die LiFE-Übungen zur Gewohnheit werden zu lassen.

Um neue Gewohnheiten zu bilden, ist es also wichtig, das Verhalten – in unserem Fall die LiFE-Übungen – immer im selben Kontext auszuführen. Im LiFE-Kontext sind es sogenannte *Schlüsselreize*, die die Teilnehmenden sich für jeweils eine spezifische LiFE-Übung aussuchen. Idealerweise sind es *situations-* oder *objektbezogene* Schlüsselreize. Situationsbezogene Schlüsselreize sind meist an Handlungen geknüpft, beispielsweise Aufstehen, Kaffeekochen, Telefonieren oder Zeitunglesen. Objektbezogene Schlüsselreize beziehen sich auf einzelne Objekte wie das Küchenregal, die Zahnbürste oder die Bushaltestelle. Zeitbezogene Hinweisreize, z. B. um 10:00 Uhr, eignen sich eher nicht, da die Zeit aktiv beobachtet werden muss und der Zeitpunkt leicht verpasst werden kann.

Generell eignen sich Schlüsselreize, die möglichst spezifisch sind und den Teilnehmenden häufig und regelmäßig begegnen. Gute Schlüsselreize sind auch bereits bestehende tägliche Routinen, prägnante Objekte (z. B. hohe Türschwellen) oder auch Merkzettel, die (zusätzlich zum „normalen" Kontext) zu Beginn der Gewohnheitsbildung an die Verhaltensausführung erinnern. Die regelmäßige Verhaltensausführung ist neben dem richtigen Schlüsselreiz ein wichtiger Bestandteil erfolgreicher Gewohnheitsbildung. Mit jeder Wiederholung zahlt man sozusagen eine Münze auf sein Gewohnheitskonto ein. Wichtig ist dabei, dass einmalige Aussetzer die Gewohnheitsbildung nicht behindern. Wer also regelmäßig die LiFE-Übungen in der spezifischen Übungssituation durchführt, hat gute Chancen, langfristig von diesem, vielleicht manchmal etwas mühsamen Lernprozess zu profitieren. Neben der kontext-spezifischen Wiederholung, die wichtig für die Bildung von Gewohnheiten ist, sind die Intention und die Selbstkontrolle zwei weitere Faktoren, die für die Gewohnheitsbildung entscheidend sind (Gardner und Lally 2018) (siehe Abb. 3.2).

Die Intention (auch Zielsetzung oder Motivation), ein Verhalten zu ändern, ist zentraler Bestandteil vieler psychologischer Modelle zur Verhaltensänderung. Auch im HAPA (Schwarzer 2008) wird Intention als zentraler Baustein zur Verhaltensänderung beschrieben. Im Alltagsgebrauch sind uns die „guten Vorsätze" zu Silvester nur allzu gut bekannt. Eine Intention stellt die Entscheidung für eine Verhaltensänderung dar und kann damit die Aufmerksamkeit und Energie einer Person kanalisieren. Viele Studien haben allerdings gezeigt, dass eine Intention zwar wichtig, aber nicht ausreichend für eine Verhaltensänderung ist. Im LiFE-Kontext bedeutet das, dass

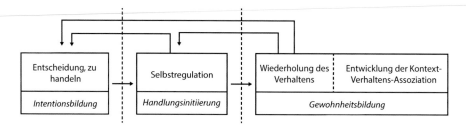

Abb. 3.2 Modell zur Gewohnheitsbildung. (Modifiziert nach Gardner und Lally 2018)

eine gewisse Änderungsmotivation bei den Teilnehmenden vorhanden sein sollte. Außer einer kleinen Übung in der ersten Einheit zielt das gLiFE-Programm nicht direkt darauf ab, die Motivation der Teilnehmenden zu steigern. Das heißt, die Teilnehmenden sollten bereits vor dem Beginn des gLiFE-Programms die Ausführung von Sturzpräventionsübungen, wie denen aus dem LiFE-Programm, als möglich und sinnvoll erachten. Im Verlauf können aber Erfolgserlebnisse die Selbstwirksamkeit der Teilnehmenden steigern, was sich wiederum positiv auf die Motivation auswirkt.

Ein weiterer Baustein der Gewohnheitsbildung ist die Selbstkontrolle. Selbstkontrolle besteht aus verschiedenen Komponenten, zum Beispiel Aufmerksamkeitsregulation oder Abschirmung gegenüber alternativen Handlungstendenzen. Im HAPA werden Handlungsplanung und Bewältigungsplanung als zwei konkrete Selbstregulationsstrategien postuliert. Handlungsplanung beinhalten die konkrete Umsetzung einer Intention und umfasst spezifische Informationen dazu, wo und wie das Verhalten ausgeführt werden soll. So wäre beispielsweise ein konkreter Handlungsplan für den Vorsatz, mehr körperliche Aktivität in den Alltag einzubauen, jedes Mal beim Einkaufen das Auto weiter weg zu parken und eine weitere Strecke zum Supermarkteingang zu laufen. Bewältigungspläne beinhalten einen „Plan B", falls Schwierigkeiten der eigentlichen Verhaltensausübung im Weg stehen. Im oberen Beispiel könnte der Bewältigungsplan lauten: Für den Fall, dass es regnet, packe ich einen Regenschirm mit ein.

Eine Form der Planung, die sich für die Gewohnheitsbildung besonders anbietet, sind sogenannte „Wenn-Dann-Pläne" (Gollwitzer 1999). Hier wird der Kontext im Wenn-Teil des Satzes direkt mit der Handlung im Dann-Teil kombiniert, sodass bereits durch die Planung eine Verbindung zwischen dem Kontext und der Handlung entsteht. Der Wenn-Dann-Satz für das obige Beispiel lautet: Wenn ich dienstags und freitags zum Einkaufen fahre, dann parke ich mein Auto weit vom Supermarkteingang weg, um mich mehr zu bewegen. Sobald nun der Supermarktparkplatz erreicht wird, ist automatisch, so die Annahme, auch die LiFE-Übung („mehr bewegen") präsenter. Der Plan ist also eine Überbrückungsstrategie bis zu dem Zeitpunkt, an dem der Kontext allein den Verhaltensimpuls automatisch auslöst. Wenn-Dann-Sätze können sowohl auf die Handlungsplanung als auch auf die Bewältigungsplanung angewendet werden. Es gilt zu beachten, dass sowohl der Schlüsselreiz als auch die LiFE-Übung so konkret wie möglich beschrieben werden.

Vorgehen bei der Handlungsplanung im Überblick:

1. Die Teilnehmenden suchen sich eine LiFE-Übung in der Gruppeneinheit aus (in vielen Einheiten stehen zwei Übungsvarianten zur Auswahl, von denen die Teilnehmenden zunächst eine in den Alltag integrieren sollen).
2. Die Teilnehmenden suchen sich den Schlüsselreiz aus, d. h. die Alltagssituation, in die sie die LiFE-Übung integrieren möchten.
3. Die Teilnehmenden bilden mithilfe der Trainerinnen den Wenn-Dann-Satz. Die Trainerinnen achten darauf, dass der Wenn-Dann-Satz so spezifisch wie möglich ist.

Ein weiterer Baustein auf dem Weg zur Verhaltensänderung ist die Handlungskontrolle (Sniehotta et al. 2006), das heißt, das Überprüfen, ob das gewünschte Verhalten tatsächlich durchgeführt wurde. Im gLiFE-Programm steht den Teilnehmenden hierzu der Übungsplaner zur Verfügung (siehe Abschn. 3.3.3 Materialien & Online-Materialien). Sie können täglich abhaken, ob sie die LiFE-Übungen, die sie sich vorgenommen haben, auch tatsächlich durchgeführt haben. Das visuelle Feedback („Schon so viele abgehakte Kästchen!") und der Wille, eine Kette an abgehakten Kästchen nicht unterbrechen zu wollen, können die Teilnehmenden zusätzlich motivieren.

3.2.2   Umsetzung der Verhaltensänderungstheorie im gLiFE-Programm

Der angenommene Verhaltensänderungsprozess, den die gLiFE-Teilnehmenden auf dem Weg zu neuen, aktiveren Bewegungsgewohnheiten durchlaufen, wurde in kleine, verständliche Einheiten für Trainerinnen und Teilnehmende heruntergebrochen.

Zusätzlich wurden die Techniken zur Verhaltensänderung (Behaviour Change Techniques, BCTs) (Michie et al. 2011) aus dem ursprünglichen LiFE-Programm identifiziert und für gLiFE angepasst. Eine Verhaltensänderungstechnik ist ein kleinstmöglicher Baustein von Verhaltensänderungsinterventionen. Die BCT-Taxonomie beinhaltet insgesamt 93 Verhaltensänderungstechniken, von denen insgesamt 22 in gLiFE angewendet werden. Die BCTs gliedern sich in verschiedene Kategorien, beispielsweise „Ziele und Planung" oder „Wiederholung und Ersetzung".

Jede der zehn gLiFE-Einheiten beinhaltet eine kurze Einheit zur Verhaltensänderung, die gemeinsam mit den Teilnehmenden erarbeitet wird. Die detaillierten Inhalte jeder Einheit finden Sie in den Stundenbildern (siehe Kap. 4, Leitfaden für die einzelnen Gruppeneinheiten inklusive Checklisten). In Tab. 3.2 sind zu jeder Einheit ein paar ergänzende Informationen und Literaturhinweise aufgelistet.

Jede Einheit tragen die Teilnehmenden ihre Wenn-Dann-Pläne in ihre Übungaplaner ein. Darin können die Teilnehmenden auch täglich festhalten, ob sie die LiFE-Übungen auch tatsächlich durchgeführt haben (Handlungskontrolle, HAPA). Je genauer die Teilnehmenden die gewünschte Übung beschreiben, desto besser.

Tab. 3.2 Schematische Übersicht des gLiFE-Programms

Einheit	1	2	3	4	5	6	7	8	9	10
Ziel	Einführung	Finden der persönlichen Übungen, Habitualisierung & Problemlösung							Langfristiger Erfolg mit LiFE	
Einführung	Kennenlernen & Informationen zum LiFE-Programm	Reflexion der letzten Woche(n) Bericht der Teilnehmenden über positive Erfahrungen & größte Hürden bei der Durchführung von LiFE								
Hauptteil	Vorteile von körperlichen Aktivität & das LiFE-Konzept	Wiederholung der LiFE-Übungen, Anpassung des Übungsplans (Übungen beibehalten/ändern/verwerfen?)							Wiederholung der LiFE-Übungen	Wiederholung der LiFE-Übungen
	Theoretische Einheit (zur Verhaltensänderung)									
	Einführung von LiFE-Gleichgewichtsprinzipien & -übungen	Einführung von LiFE-Kraftprinzipien & -übungen	Schlüsselreize	Übungen an Fortschritt anpassen	Bewältigungsplanung	Körperliche Aktivität	Ressourcen zur langfristigen Aufrechterhaltung	Gewohnheitsbildung	& theoretischen Einheiten zur Verhaltensänderung	& theoretischen Einheiten zur Verhaltensänderung
	Einführung, Demonstration und Praktizierung von neuen LiFE-Übungen									
	- Tandemstand	- Aufstehen	- Tandemgang - Kniebeuge	- Auf den Zehen – gehen und stehen - Gewichtsverlagerung	- Über Gegenstände steigen - Auf den Fersen – gehen und stehen	- Treppensteigen - Mehr bewegen	- Einbeinstand - Muskeln anspannen	- Seitwärtsgehen - Weniger sitzen	Wiederholung: - 4 Übungen Gleichgewicht - 3 Übungen Kraft - 1 Übung körperliche Aktivität	Wiederholung: - 3 Übungen Gleichgewicht - 4 Übungen Kraft - 1 Übung körperliche Aktivität
Abschluss	Handlungsplanung (wo, wann, wie) – „Wenn-Dann-Sätze" Zusammenfassung, Zielüberprüfung, offene Fragen & Verabschiedung									

Wichtig ist auch, dass die Teilnehmenden die Passung der Handlungs- und Bewältigungspläne im Alltag beobachten und reflektieren. Sollte sich ein Plan im Alltag als
nicht umsetzbar herausstellen, gilt es, gemeinsam einen neuen, besseren Plan zu
etablieren.

Beispiel: Eine Teilnehmende hatte sich vorgenommen, bei jedem Weg zur Toilette den Tandemgang zu üben. Der dazugehörige Wenn-Dann-Satz lautete: Wenn
ich zur Toilette muss, dann übe ich auf dem Weg dorthin den Tandemgang. Wie sich
vielleicht vermuten lässt, war der Wenn-Dann-Satz wenig alltagstauglich, da bei
dringendem Harndrang keine Zeit für Gleichgewichtsübungen bleibt. Stattdessen
legte die Teilnehmende gemeinsam mit der Trainerin fest, den Tandemgang auf dem
Weg von der Toilette zurück durchzuführen.

3.3 Säule III: Didaktik

Die dritte Säule des gLiFE-Konzepts beschreibt, wie die Inhalte des Programms
vermittelt werden. Das gLiFE-Konzept basiert auf Erfahrungen und angewandten
Theorien von vorherigen LiFE-Studien (Clemson et al. 2014; Fleig et al. 2016; Li
et al. 2018; Schwenk et al. 2019), welche für das gLiFE-Programm modifiziert und
erweitert wurden. Die verwendeten Lehrmethoden zielen darauf ab, die beiden
Hauptsäulen von gLiFE – *LiFE-Prinzipien und LiFE-Übungen* sowie *Theorien zur
Verhaltensänderung* – effektiv in einem Gruppensetting zu vermitteln (das neue
gruppenbasierte LiFE-Programm Abb. 3.3). Im Hinblick auf die großflächige Implementierung des Programms, kann gLiFE in jedem Raum mit Stühlen durchgeführt werden. Die dritte Säule *Didaktik* umfasst drei Unterkategorien: Vermittlung,
Organisatorisches Setting und Materialien (Abb. 3.1).

3.3.1 Vermittlung des Programms

3.3.1.1 Gruppengröße
Die Anzahl der Teilnehmenden wurde basierend auf Empfehlungen zur Gruppengröße (Imel 1999) und vorherigen Pilotstudien zum gruppenbasierten LiFE-Programm (Li et al. 2018) auf eine maximale Größe von zwölf Teilnehmenden festgelegt. Aus ökonomischen Gründen ist es sinnvoll eine Mindestgröße von acht
Teilnehmenden nicht zu unterschreiten.

3.3.1.2 Anzahl der Trainerinnen
Ausgehend von den Ergebnissen der Pilotstudie von Li und Kolleginnen (Li et al.
2018) zu einem gruppenbasierten LiFE-Programm, sind in gLiFE zwei Trainerinnen – eine Haupt- und eine Co-Trainerin – für eine sichere und effektive Vermittlung des Programms notwendig. Die Haupttrainerin ist die vorrangige Ansprech-
partnerin für die Teilnehmenden, sie erklärt die theoretischen und praktischen
Inhalte und leitet Gruppendiskussionen. Die Co-Trainerin ist vor allem für das

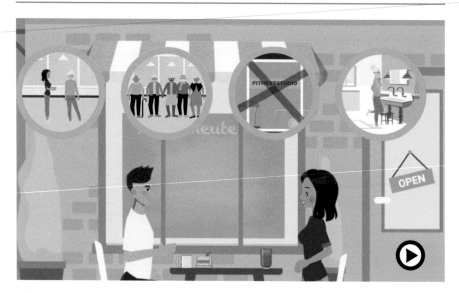

Abb. 3.3 Das neue gruppenbasierte LiFE-Programm (▶ https://doi.org/10.1007/000-8m7)

Demonstrieren und Korrigieren der Übungsausführung, sowie für die Dokumentation verantwortlich. Außerdem hilft sie bei der Gestaltung von Diskussionen und sorgt beim Trainieren durch Hilfestellungen für Sicherheit und Unterstützung, vor allem bei leistungsschwächeren Teilnehmenden.

Hauptaufgaben der Haupttrainerin

- Moderation der gLiFE-Einheiten
- Anleitung der Theorieeinheiten zur Verhaltensänderung
- Anleitung der Übungen
- Bewegungsdemonstration an der Co-Trainerin
- Übungskorrektur (verbal und taktil)

Hauptaufgaben der Co-Trainerin

- Vorbereitung Gruppen LiFE-Assessment Tool (gLAT, siehe Abschn. *3.3.3 Materialien*) (Namen notieren, Datum, Einheit)
- Ausfüllen des gLATs (Neueinführung, Wiederholung der Übungen)
- Notizen bei allen Fragerunden auf dem Flipchart/Poster
- Bewegungsdemonstration unter Anleitung der Trainerin
- Unterstützung bei Bewegungskorrektur
- Um- und Aufbau der Organisationsformen/Zusatzmaterialien

3.3.1.3 Struktur und Inhalt

Jede gLiFE-Einheit folgt einem vordefinierten Ablauf. Eine schematische Übersicht ist in Tab. 3.2 zu sehen.

Zu Beginn jeder Einheit (mit Ausnahme von Einheit 1) werden die Erfahrungen jedes Teilnehmenden von der vergangenen Übungswoche in einer Gruppendiskussion thematisiert. Im Anschluss daran werden die Übungen, welche in der vorherigen Einheit eingeführt wurden, sowohl theoretisch als auch praktisch wiederholt. Danach folgt die theoretische Einheit zur Verhaltensänderung (siehe Säule II). Der Hauptteil wird mit den Einführungen von bis zu zwei neuen LiFE-Übungen (Reihenfolge siehe Tab. 3.2) sowie der detaillierten Handlungsplanung, wo, wann und wie die Übungen in den Alltag der Teilnehmenden zu Hause durchgeführt werden, abgeschlossen. Am Ende folgt eine Zusammenfassung der durchgeführten Inhalte der Einheit sowie Raum für offene Fragen der Teilnehmenden. Für eine detaillierte Darstellung der einzelnen Einheiten siehe Kap. *4 Leitfaden für die einzelnen Gruppeneinheiten inklusive Checklisten.*

3.3.1.4 Pausengestaltung

Die Pausengestaltung erfolgt, je nach Gruppe, individuell. Die beiden Trainerinnen entscheiden selbst, wann und wie viele Pausen eingelegt werden. Allerdings sollte mindestens eine Pause pro Einheit erfolgen.

3.3.1.5 Unterrichtsstil und Lernprinzipien

Zur Vermittlung der Inhalte werden etablierte (motorische) Lernprinzipien, wie *Strukturierung und Progression* (Standop und Jürgens 2015) (BCT (engl. Behaviour Change Technique (deutsch: Strategie zur Verhaltensmodifikation)) 8.7 Gestaffelte Aufgaben), *Wiederholung und Variation* (BCT 8.1 Verhaltensübung/Wiederholung) und *Klarheit/Eindeutigkeit* (Riedl 2004) (BCT 4.1 Instruktion zur Verhaltensausführung) angewendet. Das Prinzip der *Strukturierung und Progression* orientiert sich an bekannten Richtlinien und Methoden zum Bewegungslernen, wie *vom Leichten zum Schweren* (Kirchner 1998; Vogt und Töpper 2011). So wird beispielsweise die LiFE-Übung „über Gegenstände steigen" zunächst mit einem auf den Boden liegenden Moosgummi geübt, um ein Stolpern oder Ausrutschen der Teilnehmenden zu verhindern. Klappt diese Bewegungsausführung gut, kann ein Karton (z. B. Postpaket Größe M) bei der Einführung der Übung genutzt werden, um ein „reales" Hindernis zu simulieren. Das Prinzip der *Wiederholung und Variation* beinhaltet beispielsweise die Wiederholung von bereits gelernten LiFE-Übungen.

Basierend auf motorischen Lerntheorien nutzen die Trainerinnen zur Einführung der Übungen einen deduktiven Vermittlungsansatz (Herzberg 2015; Kirchner 1998) in Form von detaillierten und vordefinierten Anweisungen, welche eine korrekte Bewegungsausführung der LiFE-Übungen sicherstellen (BCT 2.2 Feedback zum Verhalten). Neben dem deduktiven Vermittlungsansatz werden verschiedene Techniken, wie Frontalunterricht (BCT 9.1 Glaubwürdige Quelle), Gruppendiskussionen, offene Fragen und Gruppenarbeiten eingesetzt (Walkling 1990).

Die zweite Säule *Theorien zur Verhaltensänderung* wird mittels spezifischer Methoden vermittelt, wie beispielsweise einem Flipchart/Poster. Dieses wird genutzt um die in der Gruppe zusammengetragenen Ideen zu möglichen Übungssituationen im Alltag zu sammeln. Durch die Anwesenheit von anderen gleichaltrigen Trainierenden (auch Peers genannt) können die Teilnehmenden eine größere Auswahl an möglichen Alltagssituationen kennenlernen und sich gegenseitig während der Gruppeneinheiten unterstützen und motivieren. Um die fehlenden Hausbesuche zu kompensieren, wird im gLiFE-Programm die Technik der Visualisierung verwendet. Hierbei sollen sich die Teilnehmenden vor ihrem inneren Auge vorstellen, wie sie in ihrem zu Hause eine LiFE-Übungen in einer spezifischen Alltagssituation durchführen (BCT 15.2 Mentale Übung von erfolgreicher Verhaltensausführung [Mental rehearsal of successful performance]). Im ursprünglichen LiFE-Programm (Clemson et al. 2014) wird die mentale Technik der Visualisierung (Taylor et al. 1998) ebenfalls angewendet. Frühere Studien zur körperlichen Aktivität bestätigen den sinnvollen Nutzen der Visualisierungstechnik (Conroy und Hagger 2018; Kim et al. 2012; Koka und Hagger 2017).

3.3.2   Organisatorisches Setting

Die Übungen und Theorieeinheiten werden in gängigen Organisationsformen (Voelker und Lindemann 2011), wie dem (halben) Stuhlkreis oder der Stuhlreihe vermittelt, wodurch die interne Kommunikation zwischen Teilnehmenden und Trainerinnen sowie Teilnehmenden untereinander gefördert und gleichzeitig die Sicherheit bei der Übungsdurchführung gewährleistet wird. Bei der Organisationsform des Stuhlkreises stehen die Teilnehmenden beispielsweise während der Übungsausführung hinter ihrem Stuhl, sodass der Stuhl als Hilfsmittel (zum Abstützen) verwendet werden kann. In Abb. 3.4 sind zu jeder LiFE-Übung mögliche Organisationsformen dargestellt. Bei der Wahl der Organisationsform sollte darauf geachtet werden, dass ein hohes Maß an Sicherheit und der Bezug zur Alltagssituation gegeben ist. So kann beispielsweise die LiFE-Übung „Auf den Zehen – gehen und stehen" in einer Gasse an der Wand entlang eingeführt werden, was das Gehen in einem Flur oder das Gehen entlang einer Küchenzeile simulieren kann.

3.3.3   Materialien

Die ursprünglichen Materialien, wie das LiFE Assessment Tool (LAT), der Übungszähler und der Übungsplaner (Clemson et al. 2014) bilden die Grundlage für die gLiFE-Materialien. Jeder LiFE-Teilnehmende benötigt das Teilnehmerhandbuch zum LiFE-*Programm „Aktiv und sicher durchs Leben mit dem LiFE-Programm"* (Clemson et al. 2018) sowie ein Arbeitsbuch, in dem sowohl der Übungsplaner inklusive Übungszähler inkludiert ist.

	Stuhlkreis 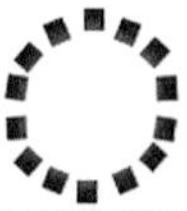	Halber Stuhlkreis 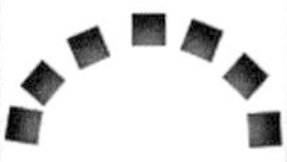	Halber doppelter Stuhlkreis 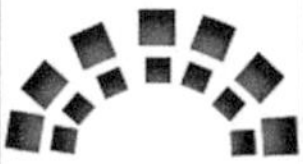	(Stuhl) Reihe 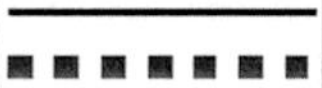
Gleichgewichtsübungen				
Tandemstand	x	x		
Tandemgang	x			
Einbeinstand	x	x		
Gewichtsverlagerung - vorwärts und rückwärts				x
Gewichtsverlagerung - seitwärts				x
Über Gegenstände steigen - vorwärts und rückwärts	x			
Über Gegenstände steigen - seitwärts	x			
Kraftübungen				
Kniebeugen		x	x	
Aufstehen vom Stuhl		x	x	
Auf den Zehen – gehen und stehen	x			x
Auf den Fersen – gehen und stehen	x			x
Treppensteigen				X (am Treppengeländer)
Seitwärts Gehen	x			
Muskeln anspannen	x	x		

Abb. 3.4 Mögliche Organisationsformen für die Vermittlung der LiFE-Übungen

Arbeitsbuch

Das Arbeitsbuch soll den Teilnehmenden als Hilfestellung in der ersten Einheit ausgeteilt werden. Es ist als fertiges Exemplar nicht käuflich zu erwerben, sondern muss durch die Trainerinnen vor der ersten Gruppeneinheit für jede Teilnehmenden einzeln angefertigt werden. Hierzu müssen die Druckvorlagen, welche Sie im zusätzlichen Online-Material unter dem Kap. 3 finden, ausgedruckt und anschließend gebunden werden. Damit die Teilnehmenden das Arbeitsbuch gut nutzen können, wird eine Ringbindung empfohlen. Zur besseren Übersichtlichkeit empfiehlt es sich längliche Registerkarten zwischen den einzelnen Übungsplanern einzufügen, welche seitlich über diese hinausragen.

Folgende Inhalte umfasst das Arbeitsbuch:

1. Deckblatt
2. Kalender (Online-Material Kap. 3)

3. LiFE-Prinzipien *(Online-Material Z1)*
4. Registerkarte Gleichgewicht *(optional)*
5. Übungsplaner Gleichgewicht
6. Registerkarte Kraft *(optional)*
7. Übungsplaner Kraft
8. Registerkarte körperliche Aktivität *(optional)*
9. Übungsplaner zur Steigerung der körperlichen Aktivität
10. Notizen (fünf leere Seiten)

Um das Arbeitsbuch über die gesamten zehn Einheiten nutzen zu können, sollten jeweils mindestens elf Seiten für den Übungsplaner Gleichgewicht und Kraft und mindestens sechs Seiten für den Übungsplaner zur Steigerung der körperlichen Aktivität ausgedruckt und eingeheftet werden.

Gruppen-LiFE-Assessment-Tool
Die Trainerinnen benötigen das Gruppen-LiFE-Assessment-Tool (gLAT), Hier wird jede LiFE-Übung auf einer einzelnen Seite dargestellt. Dadurch ist für die Dokumentation aller Teilnehmenden genügend Platz vorhanden (siehe Abb. 3.4 + Online-Material Kap. 3).

Zusätzlich wurden spezifische Materialien für die Vermittlung des gLiFE-Programms konzipiert, wie beispielsweise ein Poster (DIN A0) mit den LiFE-Prinzipien (siehe Online-Material Kap. 3), laminierte Karten, welche die einzelnen LiFE-Übungen zeigen (siehe Online-Material Kap. 3), sowie Zusatzmaterialien für die Durchführung einzelner LiFE-Übungen (Moosgummi, Postpakete Größe M). Des Weiteren sind Klebeband, verschiedene Permanent-/Flipchart-Marker und Kugelschreiber und ggf. Wasser und Becher für die Teilnehmenden notwendig (siehe Abb. 3.5). Die Ideen aus den Gruppendiskussionen werden auf einem Flipchart/Poster gesammelt. Zudem kann und sollten die vorhandenen Gegebenheiten des

Abb. 3.5 Auszug aus dem Gruppen-LiFE-Assessment-Tool

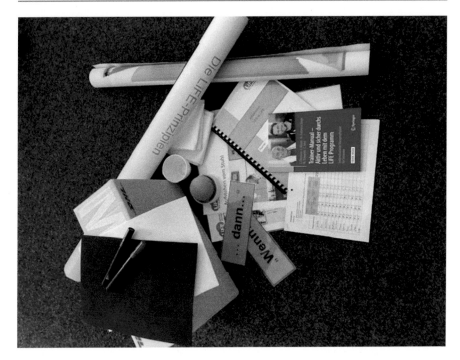

Abb. 3.6 Zusammenstellung der Trainingsmaterialien für gLiFE

Raums, in dem die Gruppeneinheiten durchgeführt werden, genutzt werden. Gibt es beispielsweise eine Teeküche, kann diese genutzt werden, um die Durchführung der LiFE-Übungen zu demonstrieren und zu üben (Abb. 3.6).

Literatur

Clemson L, Munro J, Singh MF (2014) „Lifestyle-integrated functional exercise (LiFE) program to prevent falls [trainer's manual]". Sydney University Press. https://sydneyuniversitypress.com.au/products/78838. Zugegriffen am 05.08.2021

Clemson L, Munro J (2015a) Conceptual model of habit reforming to improve balance and prevent falls. Enc Geropsychol:1–10

Clemson L, Munro J (2015b) Conceptual model of habit reforming to improve balance and prevent falls. In: Encyclopedia of Geropsychology, herausgegeben von N. Pachana. Springer Singapore, Singapore, S 1–10

Clemson L, Fiatarone MA, Singh AB, Cumming RG, Manollaras K, O'Loughlin P, Black D (2012) Integration of balance and strength training into daily life activity to reduce rate of falls in older people (the LiFE Study): randomised parallel trial. BMJ 345:e4547. https://doi.org/10.1136/bmj.e4547

Clemson L, Munro J, Singh MF, Schwenk M, Nerz C (2018) Trainer-Manual – Aktiv und sicher durchs Leben mit dem LiFE Programm: Evidenzbasierte Sturzprophylaxe für Senioren, 1. Aufl. 2019 Edition. Springer, Berlin

Conroy D, Hagger MS (2018) Imagery interventions in health behavior: a meta-analysis. Health Psychol 37(7):668–679. https://doi.org/10.1037/hea0000625

Fleig L, McAllister MM, Chen P, Iverson J, Milne K, McKay HA, Clemson L, Ashe MC (2016) Health behaviour change theory meets falls prevention: feasibility of a habit-based balance and strength exercise intervention for older adults. Psychol Sport Exerc 22:114–122. https://doi.org/10.1016/j.psychsport.2015.07.002

Gardner B, Lally P (2018) Modelling habit formation and its determinants. In: The psychology of habit: theory, mechanisms, change, and contexts, herausgegeben von B. Verplanken. Springer International Publishing, Basel, S 207–229

Gardner B, Lally P, Wardle J (2012) Making health habitual: the psychology of 'habit-formation' and general practice. Br J Gen Pract 62(605):664–666. https://doi.org/10.3399/bjgp12X659466

Gardner B, Smith L, Lorencatto F, Hamer M, Biddle SJ (2016) How to reduce sitting time? A review of behaviour change strategies used in sedentary behaviour reduction interventions among adults. Health Psychol Rev 10(1):89–112. https://doi.org/10.1080/17437199.2015.1082146. Epub 2015 Sep 16. PMID: 26315814; PMCID: PMC4743603

Gardner B, Rebar AL, Lally P (2019) A matter of habit: recognizing the multiple roles of habit in health behaviour. Br J Health Psychol 24(2):241–249. https://doi.org/10.1111/bjhp.12369

Gardner B, Rebar AL, Lally P (2020) Habit Interventions. In: The handbook of behavior change, herausgegeben von MS Hagger, LD Cameron, K Hamilton, N Hankonen, T Lintunen. Cambridge University Press, Cambridge, S 599–616

Gollwitzer PM (1999) Implementation intentions: strong effects of simple plans. Am Psychol 54(7):493–503. https://doi.org/10.1037/0003-066X.54.7.493

Herzberg S (2015) Praktisches Basiswissen: Sport: Grundlagen, Methoden und Praxistipps für die Unterrichtsgestaltung, 1. Aufl. Persen Verlag in der AAP Lehrerwelt GmbH, Hamburg

Imel S (1999) Using groups in adult learning: theory and practice. J Contin Educ Health Prof 19(1):54–61. https://doi.org/10.1002/chp.1340190107

James W (1887) The laws of habit. D. Appleton, New York

Keller J, Kwasnicka D, Klaiber P, Sichert L, Lally P, Fleig L (2021) Habit formation following routine-based versus time-based cue planning: a randomized controlled trial. Br J Health Psychol. https://doi.org/10.1111/bjhp.12504

Kim SH, Szabo RM, Marder RA (2012) Epidemiology of humerus fractures in the United States: nationwide emergency department sample, 2008. Arthritis Care Res 64(3):407–414. https://doi.org/10.1002/acr.21563

Kirchner G (1998) Seniorensport. Theorie und Praxis. Meyer & Meyer, Aachen

Koka A, Hagger MS (2017) A brief intervention to increase physical activity behavior among adolescents using mental simulations and action planning. Psychol Health Med 22(6):701–710. https://doi.org/10.1080/13548506.2016.1211298

Kramer F, Labudek S, Jansen C-P, Nerz C, Fleig L, Clemson L, et al (2020) Development of a conceptual framework for a group-based format of the lifestyle-integrated functional exercise (gLiFE) programme and its initial feasibility testing. Pilot Feasib Stud 6(1):6

Kwasnicka D, Dombrowski SU, White M, Sniehotta F (2016) Theoretical explanations for maintenance of behaviour change: a systematic review of behaviour theories. Health Psychol Rev 10(3):277–296. https://doi.org/10.1080/17437199.2016.1151372

Lally P, Gardner B (2013) Promoting habit formation. Health Psychol Rev 7(sup1):S137–S158. https://doi.org/10.1080/17437199.2011.603640

Lally P, van Jaarsveld CHM, Potts HWW, Wardle J (2010) How are habits formed: modelling habit formation in the real world. Eur J Soc Psychol 40(6):998–1009. https://doi.org/10.1002/ejsp.674

Li K, Comer K, Huang T, Schmidt K, Tong M (2018) Effectiveness of a modified lifestyle-integrated functional exercise program in residential retirement communities-a pilot study. SAGE Open Nurs 4:2377960818793033. https://doi.org/10.1177/2377960818793033

Michie S, Ashford S, Sniehotta FF, Dombrowski SU, Bishop A, French DP (2011) A refined taxonomy of behaviour change techniques to help people change their physical activity and healthy eating behaviours: the CALO-RE taxonomy. Psychol Health 26(11):1479–1498. https://doi.org/10.1080/08870446.2010.540664

Riedl A (2004) Grundlagen der Didaktik. Franz Steiner Verlag, Stuttgart

Ryan RM, Deci EL (2000) Self-determination theory and the facilitation of intrinsic motivation, social development, and well-being. Am Psychol 55(1):68–78. https://doi.org/10.1037//0003-066x.55.1.68

Schwarzer R (2008) Modeling health behavior change: how to predict and modify the adoption and maintenance of health behaviors. Appl Psychol Int Rev 57(1):1–29. https://doi.org/10.1111/j.1464-0597.2007.00325.x

Schwarzer R (2016) Health action process approach (HAPA) as a theoretical framework to understand behavior change. Actualidades En Psicología 30(121):119. https://doi.org/10.15517/ap.v30i121.23458

Schwenk M, Bergquist R, Boulton E, Van Ancum JM, Nerz C, Weber M, Barz C, Jonkman NH, Taraldsen K, Helbostad JL, Vereijken B, Pijnappels M, Maier AB, Zhang W, Becker C, Todd C, Clemson L, Hawley-Hague H (2019) The adapted lifestyle-integrated functional exercise program for preventing functional decline in young seniors: development and initial evaluation. Gerontology 65(4):362–374. https://doi.org/10.1159/000499962

Sniehotta FF, Nagy G, Scholz U, Schwarzer R (2006) The role of action control in implementing intentions during the first weeks of behaviour change. Br J Soc Psychol 45(1):87–106. https://doi.org/10.1348/014466605X62460

Standop J, Jürgens E (2015) Unterricht planen, gestalten und evaluieren, 1. Aufl. UTB GmbH, Bad Heilbrunn

Taylor SE, Pham LB, Rivkin ID, Armor DA (1998) Harnessing the imagination. Mental simulation, self-regulation, and coping. Am Psychol 53(4):429–439. https://doi.org/10.1037//0003-066x.53.4.429

Voelker C, Lindemann T (2011) Physiotherapie: Didaktik und Methodik für Bewegungsgruppen: Schülerbuch. Cornelsen Verlag, Berlin

Vogt L, Töpper A (2011) Sport in der Prävention: Handbuch für Übungsleiter, Sportlehrer, Physiotherapeuten und Trainer In Kooperation mit dem Deutschen Olympischen Sportbund, 3. Aufl. Deutscher Ärzteverlag, Köln

Walkling L (1990) Teaching and learning in further and adult education, New. Aufl. Nelson Thornes Ltd., Cheltenham

Wood W, Rünger D (2016) Psychology of habit. Annu Rev Psychol 67(1):289–314. https://doi.org/10.1146/annurev-psych-122414-033417

Leitfaden für die einzelnen Gruppeneinheiten inklusive Checklisten

4

Im folgenden Kapitel möchten wir Ihnen einen Leitfaden für die einzelnen Gruppeneinheiten an die Hand geben (Abb. 4.1). Hierin erfahren Sie als Trainerin, was die wichtigsten Inhalte der einzelnen Einheiten sind, welche Organisationsform sich zur Vermittlung unserer Meinung nach am besten eignet und wie lang welcher Anteil der Einheit etwa dauert. Die Informationen, welche Sie im folgenden Kapitel finden, dienen als Gerüst der Gruppeneinheiten und müssen von Ihnen als Trainerin mit Leben gefüllt und an der ein oder anderen Stelle ausgeschmückt werden. Wir haben für Sie die wichtigsten Informationen, welche Sie an die Teilnehmenden weitergeben sollen, zusammengefasst. Weiterführende Informationen und ausführliche Erklärungen finden Sie auch im Teilnehmerhandbuch *„Aktiv und sicher durchs Leben mit dem LiFE-Programm"* (Clemson et al. 2018a) sowie im Trainer-Manual *„Aktiv und sicher durchs Leben mit dem LiFE-Programm"* (Clemson et al. 2018b).

Ergänzende Information Die elektronische Version dieses Kapitels enthält Zusatzmaterial, auf das über folgenden Link zugegriffen werden kann [https://doi.org/10.1007/978-3-662-64736-3_4]. Die Videos lassen sich durch Anklicken des DOI-Links in der Legende einer entsprechenden Abbildung abspielen, oder indem Sie diesen Link mit der SN More Media App scannen.

C. Nerz et al., *Trainer-Manual Gruppen-LiFE-Programm*,
https://doi.org/10.1007/978-3-662-64736-3_4

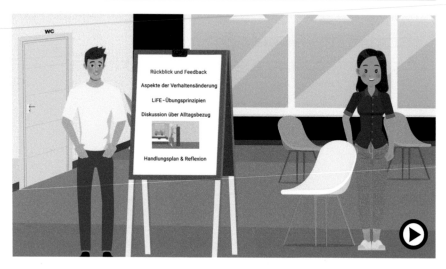

Abb. 4.1 Leitfaden Gruppeneinheiten. (▶ https://doi.org/10.1007/000-8m8)

4.1   Einheit 1

In der ersten Einheit des gruppenbasierten LiFE-Programms (gLiFE) sollen die Teilnehmenden verstehen, wie das LiFE-Programm aufgebaut ist. Die grundlegenden Prinzipien, Ziele und die Kursstruktur werden erläutert.

Die erste Einheit beginnt mit einer umfangreicheren Einstiegsphase im Vergleich zu den darauffolgenden Einheiten, da sich die Trainerinnen sowie die Teilnehmenden zu Beginn vorstellen. Im Hauptteil führt die Trainerin das LiFE-Konzept ein und leitet die erste Übung (*Tandemstand*) des Programms an. Im Zuge dessen wird die Übung direkt mit möglichen Alltagssituationen verknüpft. Der Hauptteil endet mit der Erstellung von Handlungsplänen für die Übungsausführung in der folgenden Woche. Die Trainerin beendet die Einheit mit einem Resümee der Einheit und verabschiedet die Teilnehmenden mit motivierenden Worten in die Übungswoche.

Phase	Inhalte	Zeit (min)
Einführung/ Kennenlernen	Begrüßung Kennenlernrunde Kennenlernspiel Informationen zum LiFE-Programm	25
Hauptteil	Vorteile von Bewegung und LiFE-Konzept LiFE-Prinzipien LiFE-Gleichgewichtsprinzipien Einführung Gleichgewichtsübung – Tandemstand Sammeln von Übungssituationen, Visualisierung und Reflexion Handlungsplanung Gleichgewicht	50
Abschluss	Zusammenfassung Verabschiedung	15
		90

4.1.1 Einführung/Kennenlernen

Begrüßung
Die Trainerinnen geben Auskunft über ihre Ausbildung, ihren Werdegang und ihre
Erfahrungen mit LiFE. Es soll eine positive Atmosphäre geschaffen und die Moti-
vation für die kommenden Wochen geweckt werden.

Dauer 5 Minuten

Organisationsform halber Stuhlkreis

Kennenlernrunde
Alle Beteiligten stellen sich vor, um sich gegenseitig kennenzulernen. Die Teilneh-
menden sollen dabei erklären, warum sie sich dazu entschlossen haben, am LiFE-
Programm teilzunehmen.

Dauer 5 Minuten

Organisationsform halber Stuhlkreis

Kennenlernspiel
Bei diesem Spiel soll die Kommunikation zwischen den Teilnehmenden gefördert
und die Stimmung aufgelockert werden. An dieser Stelle kann ein beliebiges Kennenlernspiel durchgeführt werden. Bei unserem Beispiel sollen sich die Teilnehmenden nach bestimmten Kriterien (Alter, Wohnort, Geburtsjahr, …) aufstellen.

Dauer 5 Minuten

Organisationsform Anleitung des Spiels im halben Stuhlkreis

Spielbeschreibung Die Trainerin gibt vor, nach welchem Kriterium sich die Teilnehmende in einer Reihe aufstellen sollen. Falls die Kommunikation nicht funktioniert, ermutigt die Trainerin die Teilnehmenden dazu, sich intensiver auszutauschen.
Ist eine gute Gruppendynamik zu beobachten, kann die Trainerin den Schwierigkeitsgrad steigern, indem sie die verbale Kommunikation verbietet.
   Anschließend werden die Namensschilder ausgeteilt.

Informationen zum LiFE-Programm
Es soll Wissen über die Herkunft des LiFE-Programms und den aktuellen Forschungsstand von LiFE vermittelt werden.

Dauer 10 Minuten

Organisationsform halber Stuhlkreis. Die Trainerin steht mittig vor den Teilnehmenden und erklärt kurz die Materialien (Teilnehmerhandbuch und Arbeitsbuch).

4.1.2 Hauptteil

Vorteile von Bewegung und LiFE-Konzept
Bevor mit den Übungen begonnen wird, werden die Vorteile von Bewegung im Alter und einer Teilnahme an LiFE erläutert. Bewegung liegt in der Natur des Menschen und stärkt die körperliche sowie geistige Fitness. Bewegung kann dem altersbedingten Muskelabbau und dem Gleichgewichtsdefizit entgegenwirken, wodurch Stürzen vorgebeugt und die Eigenständigkeit und Unabhängigkeit erhalten werden kann.

Dauer 5–10 Minuten

Organisationsform halber Stuhlkreis

Gruppendiskussion Die Trainerin stellt folgende Frage an die Teilnehmenden: „Was meinen Sie, warum ist Bewegung im Alter überhaupt wichtig?"

- Beispielhafte Liste von Vorteilen   Senkung des Risikos für kardiovaskuläre Erkrankungen und Krebs sowie ein verbessertes Immunsystem:
  - Verbesserung kognitiver Funktionen wie Denken, Lernen und von Entscheidungsprozessen
  - Verbesserung der Stimmung
  - Erhalt körperlicher Fitness und damit der Eigenständigkeit und Unabhängigkeit
  - (Wieder-)Aufbau von Muskelmasse → mehr Stabilität → mehr Sicherheit
  - Sturzprävention

LiFE-Prinzipien
Die LiFE-Prinzipien bilden die Grundlage des LiFE-Programms. Die Teilnehmenden werden diese in den nächsten Einheiten einzeln genauer kennenlernen. Daher nennt die Trainerin hier nur kurz die drei Gleichgewichts- und die vier Kraftprinzipien.

Dauer 5 Minuten

Organisationsform halber Stuhlkreis

Materialien laminierte Karte Z1: LiFE-Prinzipien

Gleichgewichtsprinzipien

- die Unterstützungsfläche verkleinern
- das Gewicht bis an die Grenzen der Stabilität verlagern
- über Gegenstände steigen

Hinweis zum Bild (Z1): afrikanische Elefanten müssen sich auf ihre Hinterbeine stellen, um an die weiter oben hängenden Blätter heranzukommen. Das heißt, sie müssen regelmäßig im Alltag ihre Unterstützungsfläche verkleinern. Junge Elefanten, die noch nicht so geübt sind, brauchen oft noch den Baumstamm als Unterstützungsfläche, um sich auf den Hinterbeinen auszubalancieren.

Kraftprinzipien

- Bewegungen häufiger durchführen
- Bewegungen langsamer durchführen
- Bewegungen mit weniger Muskelgruppen durchführen
- Bewegungen mit Zusatzgewicht durchführen
- Bewegungen mit größerem Bewegungsradius durchführen
- Bewegung mit zwischenzeitlichem Innehalten durchführen

Hinweis zum Bild (Z1): Ameisen sind die stärksten Tiere der Welt. Sie können das Vielfache ihres Körpergewichts bewegen – und das auch noch über ihrem Kopf. Die LiFE-Prinzipien und Übungen können dabei helfen, (fast) genauso stark wie Ameisen zu werden.

LiFE-Gleichgewichtsprinzipien
Um im Gleichgewicht zu bleiben, muss das Gehirn gleichzeitig zahlreiche Informationen von Muskeln, Gelenken und Sinnesorganen verarbeiten. Mit steigendem Alter nimmt die Gleichgewichtsfähigkeit häufig jedoch drastisch ab. Daher ist ein gezieltes Gleichgewichtstraining enorm wichtig, um beispielsweise Stürzen vorzubeugen.

Dauer 10 Minuten

Organisationsform halber Stuhlkreis

Materialien laminierte Karte Z1: LiFE-Prinzipien

Hinweis Eine ausführliche Beschreibung der einzelnen Prinzipien können Sie im Kap. 5 *„Exemplarischer Ablauf einer Gruppeneinheit"* und im *„Trainer-Manual-Aktiv und sicher durchs Leben mit dem LiFE-Programm"* (Clemson et al. 2018b) nachlesen.
Die Trainerin erklärt die drei Gleichgewichtsprinzipien der Reihe nach, während die Co-Trainerin diese demonstriert. Es wird die Wichtigkeit der Prinzipien für die eigenständige Trainingsgestaltung betont und darauf verwiesen, dass sie im Laufe der Einheiten immer wieder angesprochen werden.

Einführung Gleichgewichtsübung – Tandemstand

Der Tandemstand trainiert das statische Gleichgewicht. Beim Tandemstand werden die Füße direkt voreinander gestellt. Die Zehen des hinteren Fußes berühren die Ferse des vorderen Fußes.

Dauer 15 Minuten

Organisationsform halber Stuhlkreis; die Teilnehmenden stehen frontal hinter ihrem Stuhl. Die Trainerin steht mittig vor dem Halbkreis und demonstriert den Tandemstand frontal und seitlich zu den Teilnehmenden.

Teilnehmerhandbuch Den Tandemstand finden Sie auf der Seite 19 im Teilnehmerhandbuch (Clemson et al. 2018a).

Prinzip Die Unterstützungsfläche soll verkleinert werden.

Material Laminierte Karte ÜG1 (Übung Gleichgewicht 1): Tandemstand
    Die Trainerin erklärt die Funktionalität der Übung sowie die Sicherheitsaspekte. Während die Trainerin die unterschiedlichen Schwierigkeitsgrade demonstriert und die Teilnehmenden diese austesten, geht die Co-Trainerin in der Gruppe herum, korrigiert die Teilnehmenden und notiert sich die entsprechenden Schwierigkeitsgrade der einzelnen Teilnehmenden.

Sicherheitsaspekt

- Haltemöglichkeit durch Stuhllehne muss gewährleistet sein
- Ständige Korrekturen durch das Trainerinnenteam

Tipp bei Unsicherheit

- Die Füße etwas weiter auseinander oder nebeneinander (Semi-Tandemstand) stellen und gegebenenfalls festhalten.

Bewegungsbeschreibung (BBS) Tandemstand

– Stellen Sie sich **aufrecht** hin. – Stellen Sie Ihre **Füße direkt voreinander.** – Die **Zehen** Ihres **hinteren Fußes berühren** die **Ferse** des **vorderen Fußes.** – Achten Sie darauf, dass die Füße eine **gerade Linie** ergeben – Die **Knie** bleiben **locker** (nicht durchgestreckt).	**Knotenpunkte:** – Aufrecht. – Füße direkt voreinander. – Zehen des hinteren Fußes berühren die Ferse des vorderen Fußes. – Gerade Linie. – Knie locker. – Demonstration von Level 0.

Schwierigkeitsgrad Tandemstand

Level 0	Level 1	Level 2	Level 3
- nicht möglich oder - mit Halt möglich (BBS)	- mit zeitweiligem Halt möglich	- ohne Halt möglich	- ohne Halt - mit Zusatzaufgabe

Anmerkung: Teilnehmende mit fülligen Oberschenkeln und/oder ungerader Beinstellung haben meist Schwierigkeiten, die Füße in eine Linie hintereinander zu stellen. Hier die Anweisung geben, dass sie so gut wie möglich die Füße in eine gerade Linie positionieren.

Sammeln von Übungssituationen, Visualisierung und Reflexion
Gemeinsam sammeln nun Trainerinnen und Teilnehmende mögliche Übungssituationen für den Tandemstand. Die genannten Vorschläge werden auf dem Flipchart durch die Co-Trainerin festgehalten.

Dauer 5 Minuten

Organisationsform halber Stuhlkreis

Material Laminierte Karte ÜG1: Tandemstand, Flipchart, Stifte

Visualisierung Die Teilnehmenden sollen den Tandemstand noch einmal durchführen und sich dabei die Situation und den Ort, an dem Sie die Übung durchführen möchten, bildlich vorstellen. Die Trainern kann die Visualisierung mit folgenden Fragen unterstützen: Was sehen die Teilnehmenden? Woran halten sie sich fest?

Reflexion Nach der Übung erfolgt eine Reflexion. Dabei beschreiben die Teilnehmenden in einer Blitzlichtrunde, wie die Übung und die Visualisierung für sie waren.

Handlungsplanung Gleichgewicht
Ziele ist: Die Teilnehmenden stellen Handlungspläne für den Tandemstand auf und tragen diese in den Übungsplaner ein. In der darauffolgenden Woche können die Teilnehmenden selbst entscheiden, ob sie die Übung beibehalten oder nicht.

Dauer 5–10 Minuten

Organisationsform halber Stuhlkreis

Material laminierte Karten Z2, Z3, ÜG1

Beispiel Immer, wenn ich morgens meine Zähne im Bad putze, dann stehe ich im Tandemstand und versuche mich dabei nicht festzuhalten.

Die Teilnehmenden halten den Tandemstand sowie die Situationen, in denen diese Übung durchgeführt wird, schriftlich im Übungsplaner fest. Das Planen der Übung hilft dabei, die Übung regelmäßig durchzuführen und nach und nach zur Gewohnheit werden zu lassen. Die Situationen können von Person zu Person sehr unterschiedlich sein. Die Situation oder die Gelegenheit sollte so spezifisch wie möglich beschrieben werden und zum individuellen Alltag der Teilnehmenden passen.

4.1.3 Abschluss

Zusammenfassung
Am Ende sollte die Einheit noch einmal kurz zusammengefasst und offene Fragen geklärt werden.

Dauer 5–10 Minuten

Organisationsform halber Stuhlkreis

Verabschiedung
Verabschiedung der Teilnehmenden mit einem Abschluss-Blitzlicht, in dem alle Teilnehmenden die Möglichkeit haben, zu beschreiben, wie sie die Einheit wahrgenommen haben. Die Teilnehmenden beschreiben außerdem kurz, was sie aus dieser Einheit mitnehmen und was sie sich für die kommende Woche vornehmen.

Dauer 5–10 Minuten

Organisationsform halber Stuhlkreis

4.2 Einheit 2

In der zweiten Einheit des gLiFE-Programms sollen die Teilnehmenden zunächst ausführlich über ihre Erfahrungen während der ersten Übungswoche berichten und sich darüber in der Gruppe austauschen. Die Übung der ersten Einheit (*Tandemstand*) wird wiederholt. Der Hauptteil beginnt mit den LiFE-Kraftprinzipien. Danach wird eine weitere neue LiFE-Übung, das *Aufstehen vom Stuhl*, eingeführt. Im Zuge dessen wird die Übung direkt mit möglichen Alltagssituationen verknüpft. Zuletzt füllen die Teilnehmenden, wie in jeder Einheit, den Übungsplaner aus. Die Trainerin beendet die Stunde mit einem Resümee der Einheit und verabschiedet die Teilnehmenden mit motivierenden Worten in die nächste Übungswoche.

Phase	Inhalte	Zeit (min)
Einführung/ Kennenlernen	Begrüßung Kennenlernrunde Übungswiederholung und Bericht der Teilnehmenden (Was hat gut/weniger gut geklappt?)	25
Hauptteil	LiFE-Kraftprinzipien Einführung Kraftübung – Aufstehen vom Stuhl Sammeln von Übungssituationen, Visualisierung und Reflexion Handlungsplanung Kraft	50
Abschluss	Zusammenfassung Verabschiedung	15
		90

4.2.1   Einführung/Kennenlernen

Begrüßung
Begrüßung der Teilnehmenden und kurzer Rückblick auf die letzte Übungswoche.

Dauer 5 Minuten

Organisationsform halber (doppelter) Stuhlkreis

Kennenlernrunde
Damit die Teilnehmenden sich nochmal in Erinnerung rufen können, mit wem sie es zu tun haben, wird mit einem kurzen Namensspiel begonnen.

Dauer 5 Minuten

Organisationsform halber (doppelter) Stuhlkreis

Spielbeschreibung Die Namensschilder werden verteilt. Dabei erhält jeder Teilnehmende nicht sein eigenes Namensschild, sondern das einer anderen Person. Die Teilnehmenden sollen nun das Namensschild, das sie in der Hand halten, der richtigen Person zuordnen.

Übungswiederholung und Bericht der Teilnehmenden
Ziel sind die Übungswiederholung, ggf. Korrektur der Übungsausführung, Erfahrungsaustausch der Teilnehmenden, Kennenlernen neuer möglicher Alltagssituationen zum Üben.
    Die Trainerin geht die bisher erlernte Übung (*Tandemstand*) theoretisch durch, bevor die Übung praktisch wiederholt wird. Die Trainerin leitet die Diskussion so, dass eine gute Mischung aus Erfahrungsaustausch und Problemlösen entsteht. Die

Funktionalität jeder Übung wird im Rahmen der praktischen Übungswiederholung angesprochen, kann aber bei Bedarf auch schon vorher erläutert werden.

Dauer 15 Minuten

Organisationsform halber (doppelter) Stuhlkreis

Erfahrungsaustausch Die Trainerin fragt die Teilnehmenden, welche positiven Erfahrungen und größten Hürden beim Ausführen der Übung in der vergangenen Woche aufgetreten sind.

- Die Trainerin geht im kurzen Eins-zu-eins mit allen Teilnehmenden auf die positiven Erfahrungen ein, schätzt sie wert und versucht die Hürden zu beseitigen, indem sie gemeinsam mit der Gruppe Lösungsvorschläge diskutiert. Die Teilnehmenden entscheiden jedoch am Ende selbst, welchen Lösungsvorschlag sie annehmen.
- Alle Teilnehmende teilen ihre Erfahrungen zu dieser Übung (*Tandemstand*) ebenfalls mit der Gruppe.

Praktische Übungswiederholung Die Trainerin leitet den *Tandemstand* an, wiederholt dabei die Funktionalität und betont die Wichtigkeit der Visualisierung. Alle Teilnehmenden führen gemeinsam die Übungen auf ihrem individuellen Schwierigkeitsgrad durch. Teilnehmende, die nicht wissen, auf welchem Level sie sind, erhalten Anweisung vom Trainerinnenteam gemäß Level 0. Die Co-Trainerin unterstützt und notiert den Schwierigkeitsgrad der Teilnehmenden. Die Trainerin ermutigt die Teilnehmenden, die ihre Übung sicher durchführen, den nächsten Schwierigkeitsgrad auszuprobieren.

Die Teilnehmenden passen ggf. einen oder mehrere Handlungspläne im Übungsplaner an.

4.2.2 Hauptteil

LiFE-Kraftprinzipien

Bis zum Alter von 80 Jahren verlieren Menschen etwa 20–40 % ihrer Muskelmasse. Reduzierte körperliche Aktivität ist ein wesentlicher Grund für Muskelabbau. Viele wissenschaftliche Studien zeigen jedoch, dass selbst im weit fortgeschrittenen Alter noch effektiv Muskulatur aufgebaut werden kann. Vorhandene Kraftressourcen entscheiden maßgeblich, wie gut man den Alltag selbstständig meistern kann. Um die körperliche Funktionsfähigkeit zu erhalten, muss deshalb auch die Kraft durch regelmäßiges Training gefordert werden. Eine verbesserte Kraft in den Fußgelenken, Oberschenkeln und Hüften führt dazu, dass alltägliche Aktivitäten wie Gehen, Treppensteigen oder von einem Stuhl aufstehen leichter fallen. Die Übungen beruhen, genauso wie die Gleichgewichtsübungen, auf speziellen Prinzipien.

Dauer 15 Minuten

Organisationsform halber (doppelter) Stuhlkreis

Materialien laminierte Karte Z1: LiFE-Prinzipien

Hinweis Eine ausführliche Beschreibung der einzelnen Prinzipien können Sie im *„Trainer-Manual-Aktiv und sicher durchs Leben mit dem LiFE-Programm"* (Clemson et al. 2018b) nachlesen.

Die Trainerin erklärt die Kraftprinzipien der Reihe nach, betont die Wichtigkeit der Prinzipien für die eigenständige Trainingsgestaltung und verweist darauf, dass sie im Laufe der Einheiten immer wieder angesprochen werden. Die Co-Trainerin demonstriert die Prinzipien parallel.

Bewegungen häufiger durchführen Um die Muskeln im Alltag mehr zu beanspruchen, können die Teilnehmenden die Bewegungen häufiger durchführen. Beispielsweise können sie ihre Einkaufstaschen einzeln die Treppe hochtragen, sodass sie mehrmals die Treppe steigen müssen.

Bewegungen langsamer durchführen Die Beinkraft wird ebenfalls effektiv trainiert, wenn die Teilnehmenden die Übungen langsamer durchführen. Wenn sie sich beispielsweise bewusst langsamer auf einen Stuhl setzen, muss die Muskulatur länger und intensiver arbeiten, als wenn sie sich auf den Stuhl fallen lassen.

Bewegungen mit weniger Muskeln durchführen Je weniger Muskeln die Bewegung ausführen, desto intensiver werden diese beansprucht und trainiert. Wenn die Teilnehmenden sich beim Aufstehen vom Stuhl mit ihren Armen am Stuhl abstützen oder viel Schwung mit dem Oberkörper holen, unterstützen diese Muskelpartien (Arme und Rumpf) die Beinmuskulatur. Um die Muskulatur der Beine jedoch möglichst effektiv zu trainieren, sollten die anderen Muskelgruppen (Arme und Rumpf) die Beinmuskulatur so wenig wie möglich bei der Bewegungsausführung unterstützen.

Bewegungen mit Zusatzgewicht durchführen Die Teilnehmenden können Alltagsgegenstände, wie Einkaufstaschen, nutzen, um ihre Beinmuskulatur noch gezielter zu trainieren.

Bewegung mit größerem Bewegungsradius durchführen Je größer der Bewegungsradius bei der Ausführung einer LiFE-Übung, desto mehr wird die Muskulatur beansprucht. Bei einem geringeren Bewegungsradius wird die Muskulatur meist weniger gefordert. Wenn die Teilnehmenden beispielsweise von einem tiefen Stuhl aufstehen, trainiert dies die Beinmuskulatur stärker, als wenn sie von einer höheren Sitzgelegenheit aufstehen.

Bewegungen mit zwischenzeitlichem Innehalten durchführen: Um einen intensiveren Reiz für die Beinmuskultur zu setzen und damit die Muskeln weiter zu stärken, können die Teilnehmenden auch eine fließende Bewegung unterbrechen und die aktuelle Position für einige Sekunden halten. Zum Beispiel, wenn sie beim Aufstehen vom Stuhl in der Aufwärtsbewegung kurz innehalten, bevor sie vollständig in den Stand gelangen.

Einführung Kraftübung – Aufstehen vom Stuhl

Das *Aufstehen vom Stuhl* trainiert die Oberschenkel- und Gesäßmuskulatur. Beim Aufstehen vom Stuhl sollen die Teilnehmenden langsam, kontrolliert und ohne Schwung nur mit ihrer Beinkraft aufstehen.

Dauer 15 Minuten

Organisationsform halber doppelter Stuhlkreis; Teilnehmende sitzen auf dem hinteren Stuhl. Die Trainerin sitzt mit im Stuhlkreis, für alle gut sichtbar und demonstriert die Aufstehbewegung frontal und seitlich zu den Teilnehmenden.

Teilnehmerhandbuch Das Aufstehen vom Stuhl finden Sie auf der Seite 58 im Teilnehmerhandbuch (Clemson et al. 2018a).

Prinzipien Bewegung langsamer ausführen, Bewegung häufiger durchführen, Bewegung mit zwischenzeitlichem Innehalten durchführen und bei Level 4 und 5 Bewegung mit weniger Muskeln durchführen.

Material Laminierte Karte ÜK2: Aufstehen vom Stuhl
   Die Trainerin erklärt die Funktionalität der Übung sowie die Sicherheitsaspekte. Während die Trainerin die unterschiedlichen Schwierigkeitsgrade demonstriert und die Teilnehmenden diese austesten, geht die Co-Trainerin in der Gruppe herum, korrigiert die Teilnehmenden und notiert sich die entsprechenden Schwierigkeitsgrade der einzelnen Teilnehmenden.

Sicherheitsaspekt

- Ausreichend Abstand zwischen den Teilnehmenden
- Haltemöglichkeit muss gegeben sein
- Bewegung langsam ausführen
- Ständige Korrekturen durch das Trainerinnenteam

Bewegungsbeschreibung (BBS) Aufstehen vom Stuhl

– Setzen Sie sich **aufrecht auf** den **vorderen Teil** Ihres **Stuhls**. – Die **Fersen** etwas **hinter** die **Knie bringen**. – Lehnen Sie den **Oberkörper leicht nach vorne**, bleiben Sie dabei **gerade**. – **Stehen** Sie nun, **durch** Ihre **Beinkraft, langsam, kontrolliert und ohne Schwung auf**. – Setzen Sie sich **genauso** langsam und kontrolliert wieder **auf** den **vorderen Teil** des Stuhls	**Knotenpunkte**: – Aufrecht auf vorderem Stuhlteil. – Fersen hinter Knie. – Oberköper leicht nach vorne, gerade. – Durch Beinkraft langsam ohne Schwung aufstehen. – Genauso auf vorderen Stuhlteil zurück. – Demonstration von Level 0.

Schwierigkeitsgrad Aufstehen vom Stuhl

Level 0	Level 1	Level 2	Level 3	Level 4	Level 5
- nicht möglich oder - mit Halt möglich (BBS)	- normaler Stuhl - ohne Halt möglich	- niedriger Stuhl - mit Halt möglich	- niedriger Stuhl - langsames Aufstehen (mind. 5 Sekunden) - ohne Halt möglich	- normaler Stuhl - es befinden sich circa 75 % des Körpergewichtes auf einem Bein - ohne Halt möglich	- normaler Stuhl - langsamen - es befinden sich circa 75 % des Körpergewichtes auf einem Bein - ohne Halt möglich

Anmerkung: Durch Variation der Gesäß- und Oberkörperposition kann die Schwierigkeit der Übung gesteigert werden.

Sammeln von Übungssituationen, Visualisierung und Reflexion
Gemeinsam sammeln nun Trainerinnen und Teilnehmende mögliche Übungssituationen für das Aufstehen vom Stuhl. Die genannten Vorschläge werden auf dem Flipchart durch die Co-Trainerin festgehalten.

Dauer 10 Minuten

Organisationsform halber doppelter Stuhlkreis

Material laminierte Karte ÜK2: Aufstehen vom Stuhl, Flipchart, Stifte

Visualisierung Die Teilnehmenden sollen sich die gewählte Alltagssituation und den Ort, an dem sie die Übung durchführen, bildlich vorstellen. Danach wird die Übung nochmal gemeinsam durchgeführt. Dazu stehen alle auf. Die Teilnehmenden versetzen sich weiterhin in die von ihnen ausgewählte Situation hinein und wählen eine Übungsvariante für sich, mit der sie sich sicher fühlen. Die Trainerin kann die Visualisierung mit folgenden Fragen unterstützen: Was sehen die Teilnehmenden? Woran halten sie sich fest?

Reflexion Nach der Übung erfolgt eine Reflexion. Dabei beschreiben die Teilnehmenden in einer Blitzlichtrunde, wie die Übung und die Visualisierung für sie waren.

Handlungsplanung Kraft
Ziel ist: Die Teilnehmenden stellen einen Handlungsplan für das *Aufstehen vom Stuhl* auf und tragen diesen in den Übungsplaner ein. In der nächsten Einheit können die Teilnehmenden selbst entscheiden, ob sie die Übung beibehalten möchten oder nicht.

Dauer 10 Minuten

Organisationsform halber doppelter Stuhlkreis

Material laminierte Karten Z2, Z3, ÜK2

Beispiel Wenn ich mittags vom Esstisch aufstehe, dann stehe ich ganz langsam vom Stuhl auf und versuche mich dabei nicht festzuhalten.
    Die Teilnehmenden halten das *Aufstehen vom Stuhl* sowie die Situation, in der diese Übung durchgeführt wird, schriftlich im Übungsplaner fest. Das Planen der Übung hilft dabei, die Übung regelmäßig durchzuführen und nach und nach zur Gewohnheit werden zu lassen. Die Situationen können von Person zu Person sehr unterschiedlich sein (Verweis auf gesammelte Situationen auf dem Flipchart). Die Situation oder die Gelegenheit sollte so spezifisch wie möglich sein.

4.2.3 Abschluss

Zusammenfassung
Am Ende sollte die Einheit noch einmal kurz zusammengefasst und offene Fragen geklärt werden.

Dauer 5–10 Minuten

Organisationsform halber (doppelter) Stuhlkreis

Verabschiedung
Verabschiedung der Teilnehmenden mit einem Abschluss-Blitzlicht, in dem alle Teilnehmenden die Möglichkeit haben, zu beschreiben, wie sie die Einheit wahrgenommen haben. Die Teilnehmenden beschreiben außerdem kurz, was sie aus dieser Einheit mitnehmen und was sie sich für die kommende Woche vornehmen.

Dauer 5–10 Minuten

Organisationsform halber (doppelter) Stuhlkreis

4.3 Einheit 3

In der dritten Einheit des gLiFE-Programms sollen die Teilnehmenden zunächst ausführlich über ihre Erfahrungen während der zweiten Übungswoche berichten und sich darüber in der Gruppe austauschen. Die Übungen aus den ersten zwei Einheiten (*Tandemstand* und *Aufstehen vom Stuhl*) werden wiederholt. Der Hauptteil beginnt mit einem kurzen Theorieblock zum Thema Identifikation von Schlüsselreizen und Übungssituationen. Danach werden zwei neue LiFE-Übungen, der *Tandemgang* sowie die *Kniebeuge*, eingeführt. Im Zuge dessen werden die Übungen direkt mit möglichen Alltagssituationen verknüpft. Zuletzt füllen die Teilnehmenden, wie in jeder Einheit, den Übungsplaner aus. Die Trainerin beendet die Stunde mit einem Resümee der Einheit und verabschiedet die Teilnehmenden mit motivierenden Worten in die nächste Übungswoche.

Phase	Inhalte	Zeit (min)
Einführung	Begrüßung Übungswiederholung und Bericht der Teilnehmenden (Was hat gut/weniger gut geklappt?)	30
Hauptteil	Identifikation von Schlüsselreizen & Übungssituationen Einführung Gleichgewichtsübung – Tandemgang Sammeln von Übungssituationen, Visualisierung und Reflexion Handlungsplanung Gleichgewicht Einführung Kraftübung – Kniebeuge Sammeln von Übungssituationen, Visualisierung und Reflexion Handlungsplanung Kraft	50
Abschluss	Zusammenfassung Verabschiedung	10
		90

4.3.1 Einführung

Begrüßung
Begrüßung der Teilnehmenden und kurzer Rückblick auf die letzte Übungswoche.

Dauer 5 Minuten

Organisationsform halber Stuhlkreis

Übungswiederholung und Bericht der Teilnehmenden

Ziel ist die Übungswiederholung, ggf. Korrektur der Übungsausführung, Erfahrungsaustausch der Teilnehmenden, Kennenlernen neuer möglicher Alltagssituationen zum Üben.

Die Trainerin geht die bisher erlernten Übungen theoretisch nacheinander durch, bevor alle Übungen praktisch wiederholt werden. Die Trainerin leitet die Diskussion so, dass eine gute Mischung aus Erfahrungsaustausch und Problemlösen entsteht. Die Funktionalität jeder Übung wird im Rahmen der praktischen Übungswiederholung angesprochen, kann aber bei Bedarf auch schon vorher erläutert werden.

Dauer 25 Minuten

Organisationsform halber Stuhlkreis

Erfahrungsaustausch Die Trainerin fragt die Teilnehmenden, welche positiven Erfahrungen und größten Hürden beim Ausführen der Übung in der vergangenen Woche aufgetreten sind.

- Die Trainerin geht im kurzen Eins-zu-eins mit allen Teilnehmenden auf die positiven Erfahrungen ein, schätzt sie wert und versucht die Hürden zu beseitigen, indem sie gemeinsam mit der Gruppe Lösungsvorschläge diskutiert. Die Teilnehmenden entscheiden jedoch am Ende selbst, welchen Lösungsvorschlag sie annehmen.
- Alle Teilnehmenden, die die besprochene Übung durchgeführt haben, teilen ihre Erfahrungen zu dieser Übung ebenfalls mit der Gruppe.

Praktische Übungswiederholung

Die Trainerin leitet alle Übungen (*Tandemstand* und *Aufstehen vom Stuhl*) nacheinander an, wiederholt dabei die Funktionalität und betont die Wichtigkeit der Visualisierung jeder Übung.

Alle Teilnehmenden führen gemeinsam die Übungen auf Ihrem individuellen Schwierigkeitsgrad durch. Teilnehmende, die nicht wissen, auf welchem Level sie sind, erhalten Anweisung vom Trainerinnenteam gemäß Level 0 (praktische Wiederholung). Die Co-Trainerin unterstützt und notiert den Schwierigkeitsgrad der Teilnehmenden. Die Trainerin ermutigt die Teilnehmenden, die ihre Übung sicher durchführen, den nächsten Schwierigkeitsgrad auszuführen.

Die Teilnehmenden passen ggf. einen oder mehrere Handlungspläne im Übungsplaner an.

4.3.2   Hauptteil

Identifikation von Schlüsselreizen und Übungssituationen

„Schlüsselreize" spielen bei der erfolgreichen Integration der LiFE-Übungen in den Alltag eine entscheidende Rolle. Es handelt sich dabei um Situationen (situationsbezogene Schlüsselreize) oder Gegenstände (objektbezogene Schlüsselreize), an welche die Ausführung der LiFE-Übungen gekoppelt wird. Ziel ist es, dass die Schlüsselreize im Laufe der Zeit nicht mehr benötigt werden und die Übung automatisch durchgeführt wird. Jedoch ist es zu Beginn sehr wichtig, dass die Schlüsselreize gut überlegt sind, damit eine solche Gewohnheit überhaupt erst entstehen kann.

Dauer   10 Minuten

Organisationsform   halber Stuhlkreis

Ablauf   Das Trainerinnenteam steht mittig vor dem Halbkreis. Die Trainerin moderiert die Diskussion und ermutigt alle Teilnehmenden sich einzubringen. Die Co-Trainerin notiert die Antworten auf dem Flipchart und ergänzt gegebenenfalls weitere Punkte auf der Liste.

Materialien   Flipchart, Stifte

Gruppendiskussion   Die Trainerin stellt folgende Frage an die Teilnehmenden: „Wenn Sie Ihren Tagesablauf Revue passieren lassen, fallen Ihnen dabei spontan situationsbezogene (das heißt Tätigkeiten) oder objektbezogene (das heißt Gegenstände) Schlüsselreize ein?"

Mögliche Schlüsselreize

Ort	Objektbezogene Schlüsselreize	Situationsbezogene Schlüsselreize
Küche	Mikrowelle, Herd, Spülmaschine, Geschirrspülmittel, Unterschränke, Küchenutensilien (Wasserkocher, Toaster)	Das Essen umrühren, einen Toast machen, an der Arbeitsplatte entlanggehen
Bad	Waschbecken, Toilette, Badschrank, Hygieneartikel (Zahnbürste, Zahnpasta, Haarbürste, Rasierer)	Sich die Haare föhnen, zurechtmachen, schminken, auf die Toilette gehen
Schlafzimmer	Bett, Schrank, Kommode	Am Bett entlanggehen, aufstehen, sich anziehen
Wohnzimmer	Buch, Zeitung, Sessel, Telefon, Fernbedienung, etc.	Darauf warten, dass der Computer hochfährt, beim Fernsehen, wenn man eine Reihe fertig gestrickt hat

Ort	Objektbezogene Schlüsselreize	Situationsbezogene Schlüsselreize
Esszimmer	Esstisch, Stuhl	Nach dem Essen vom Stuhl aufstehen/den Tisch verlassen
Im Freien	Balkongeländer, Gießkanne, Auto	Blumen gießen, Müll wegbringen, am Auto entlang gehen
An anderen Orten	Wand im Hausflur, Bushaltestelle, Einkaufswagen, Ampel, Zug, Bus	In einer Schlange im Supermarkt oder in einer Bank anstehen, auf den Bus oder Zug warten
Sonstiges	(Haft-)Notizzettel, Wecker/Alarm stellen	

Einführung Gleichgewichtsübung – Tandemgang

Der *Tandemgang* trainiert das dynamische (in Bewegung) Gleichgewicht sowie die Rumpf- und Beinmuskulatur (v. a. Gesäß, vordere/innere/äußere Oberschenkelmuskulatur und die Muskulatur des Fußgelenks).

Dauer 10 Minuten

Organisationsform enger Stuhlkreis (Stuhl an Stuhl); die Teilnehmenden stehen mit genügend Abstand zueinander hinter ihrem Stuhl, eine Körperseite zur Stuhllehne gedreht. Die Trainerin steht mit im Kreis, für alle gut sichtbar.

Teilnehmerhandbuch Den Tandemgang finden Sie auf der Seite 22 im Teilnehmerhandbuch (Clemson et al. 2018a).

Prinzip die Unterstützungsfläche verkleinern

Material laminierte Karte ÜG2: Tandemgang
Die Trainerin erklärt die Funktionalität der Übung sowie die Sicherheitsaspekte. Während die Trainerin die unterschiedlichen Schwierigkeitsgrade demonstriert und die Teilnehmenden diese austesten, geht die Co-Trainerin in der Gruppe herum, korrigiert die Teilnehmenden und notiert sich die entsprechenden Schwierigkeitsgrade der einzelnen Teilnehmenden.

Sicherheitsaspekt

- Ausreichend Abstand zwischen den Teilnehmenden
- Haltemöglichkeit muss gegeben sein
- Ständige Korrektur durch das Trainerinnenteam

Tipp bei Unsicherheit

- Zu Beginn können die Teilnehmenden auf den Boden bzw. ihre Füße blicken, um ihr Gleichgewicht besser halten zu können. Dabei sollte die Trainerin darauf achten, dass die Teilnehmenden in der Körperhaltung aufrecht bleiben.

- Gewinnen die Teilnehmenden an Sicherheit, sollte der Blick geradeaus gerichtet werden.
- Langsames, aber sicheres Gehen.

Bewegungsbeschreibung (BBS) Tandemgang

– Stellen Sie sich **aufrecht** hin. – Gehen Sie langsam **vorwärts** und setzen Sie dabei die **Ferse** des **vorderen Fußes** direkt **vor** die **Zehen** des **hinteren Fußes.** – Achten Sie darauf, dass Ihre Füße eine **gerade Linie** ergeben. **Ziel:** ohne Unterbrechung einen Fuß vor den anderen zu setzen.

Knotenpunkte Demonstration: – Aufrecht. – Vorwärtsgehen. – Ferse des vorderen Fußes vor Zehen des hinteren Fußes. – Gerade Linie. – von Level 0.

Schwierigkeitsgrad Tandemgang

Level 0	Level 1	Level 2	Level 3
- nicht möglich oder - mit Halt möglich (BBS)	- mit zeitweilig Halt	- ohne Halt	- ohne Halt - mit Zusatzaufgabe

Sammeln von Übungssituationen, Visualisierung und Reflexion
Gemeinsam sammeln nun Trainerinnen und Teilnehmende mögliche Übungssituationen für den Tandemgang. Die genannten Vorschläge werden auf dem Flipchart durch die Co-Trainerin festgehalten.

Dauer   5–10 Minuten

Organisationsform   enger Stuhlkreis

Material   laminierte Karte ÜG2: Tandemgang, Flipchart, Stifte

Visualisierung   Wieder gilt es nun, den *Tandemgang* nicht einfach so, sondern in einer alltäglichen Situation durchzuführen. Die Teilnehmenden stellen sich die von ihnen gewählte Alltagssituation und den Ort, an dem sie die Übung durchführen möchten, bildlich vor. Danach wird die Übung nochmal gemeinsam durchgeführt. Dazu stehen alle auf. Die Teilnehmenden versetzen sich weiterhin in die von ihnen ausgewählte Situation hinein und wählen eine Übungsvariante für sich, mit der sie sich sicher fühlen. Die Trainerin kann die Visualisierung mit folgenden Fragen unterstützen: Was sehen die Teilnehmenden? Woran halten sie sich fest?

Reflexion Nach der Übung erfolgt eine Reflexion. Dabei beschreiben die Teilnehmenden in einer Blitzlichtrunde, wie die Übung und die Visualisierung für sie waren.

Handlungsplanung Gleichgewicht
Ziel ist: Die Teilnehmenden sollen Handlungspläne für den *Tandemgang* aufstellen und diese in den Übungsplaner eintragen. In der nächsten Einheit können die Teilnehmenden selbst entscheiden, ob sie die Übung beibehalten wollen.

Dauer 5 Minuten

Organisationsform enger Stuhlkreis

Material laminierte Karten Z2, Z3, ÜG2

Beispiel Wenn ich mittags vom Esstisch aufstehe, dann gehe ich im Tandemgang in die Küche und versuche mich dabei nicht an der Wand abzustützen.
   Der *Tandemgang* sowie die Situation, in der die Übung durchgeführt wird, soll wieder schriftlich, in Form von „Wenn-dann-Sätzen" festgehalten werden. Dies dient dazu, die Übung regelmäßig durchzuführen.

Einführung Kraftübung – Kniebeuge
Die *Kniebeuge* trainiert die Oberschenkel und Gesäßmuskulatur.

Dauer 10 Minuten

Organisationsform halber Stuhlkreis; Teilnehmende stehen hinter ihrem Stuhl. Die Trainerin steht mittig vor den Teilnehmenden, demonstriert Übung seitlich.

Teilnehmerhandbuch Die Kniebeuge finden Sie auf der Seite 54 im Teilnehmerhandbuch (Clemson et al. 2018a).

Prinzip Bewegung langsamer ausführen, Bewegung mit größerem Bewegungsradius durchführen, Bewegung häufiger durchführen, Bewegung mit zwischenzeitlichem Innehalten durchführen, im Level 4 und 5 Bewegung mit weniger Muskeln durchführen.

Material laminierte Karte ÜK1: Kniebeuge

Sicherheitsaspekt

- Haltemöglichkeit muss gegeben sein
- Bewegung langsam ausführen
- Ständige Korrekturen durch das Trainerinnenteam
- Übung darf keine Schmerzen verursachen

Tipp bei Unsicherheit

- Zu Beginn nur wenig in die Knie gehen

Bewegungsbeschreibung (BBS) Kniebeuge

– Stellen Sie sich **aufrecht** hin.	**Knotenpunkte Demonstration**:
– Ihre **Füße** sind **hüftbreit** auseinander.	– Aufrecht.
– Ihre **Zehenspitzen** zeigen **nach vorne** und die **Füße** stehen **parallel** zueinander.	– Füße hüftbreit.
– **Belasten** Sie die **Fersen**.	– Zehenspitzen nach vorne.
– **Beugen** Sie nun die **Knie** (viertel/halbe Kniebeuge), indem Sie Ihr **Gesäß nach hinten** unten **bewegen**.	– Füße parallel.
– Achten Sie darauf, dass Ihre **Knie hinter** den **Zehenspitzen** sind (Vermeidung von Schmerzen und Druck auf das Knie).	– Fersen belasten, Knie beugen, Gesäß nach hinten bewegen.
– **Knie** sind **parallel** zueinander, in einer **geraden Achse**.	– Knie hinter Zehenspitzen.
– Lassen Sie Ihren **Rücken gerade** und schieben Sie das **Brustbein** nach **oben**.	– Knie parallel, gerade Achse.
– **Halten** Sie die Position circa **5 Sekunden**, bevor Sie langsam wieder in den geraden Stand zurückkehren.	– Rücken gerade, Brustbein oben.
	– 5 Sekunden halten.
	– Eine viertel Kniebeuge entspricht etwa 45°
	– Eine halbe Kniebeuge entspricht etwa 90°

Schwierigkeitsgrad Kniebeuge

Level 0	Level 1	Level 2	Level 3	Level 4	Level 5
- nicht möglich - Viertel-Kniebeuge mit Halt möglich + BBS	- Viertel-Kniebeuge ohne Halt möglich + BBS	- halbe Kniebeuge mit Halt möglich ODER Etwas vom Boden aufheben	- einbeinige Viertel-Kniebeuge mit Halt möglich	- einbeinige halbe Kniebeuge mit Halt möglich	- einbeinige halbe Kniebeuge ohne Halt möglich

Hinweis: Unter einer viertel Kniebeuge verstehen die Autorinnen und Autoren einen Kniegelenkswinkel von etwa 45°, unter einer halben Kniebeuge einen Kniegelenkswinkel von etwa 90°.

Sammeln von Übungssituationen, Visualisierung und Reflexion
Gemeinsam sammeln nun Trainerinnen und Teilnehmende mögliche Übungssituationen für die Kniebeuge. Die genannten Vorschläge werden auf dem Flipchart durch die Co-Trainerin festgehalten.

Dauer 5–10 Minuten

Organisationsform halber Stuhlkreis

Material laminierte Karte ÜK1: Kniebeuge vom Stuhl, Flipchart, Stifte

Visualisierung Die Teilnehmenden stellen sich die von ihnen gewählte Alltagssituation und den Ort, an dem sie die Übung durchführen möchten, bildlich vor. Danach wird die Übung nochmal gemeinsam durchgeführt. Dazu stehen alle auf. Die Teilnehmenden versetzen sich weiterhin in die von ihnen ausgewählte Situation hinein und wählen eine Übungsvariante für sich, mit der sie sich sicher fühlen.

Reflexion Nach der Übung erfolgt eine Reflexion. Dabei beschreiben die Teilnehmenden in einer Blitzlichtrunde, wie die Übung und die Visualisierung für sie waren.

Handlungsplanung Kraft
Ziel ist: Die Teilnehmenden stellen einen Handlungsplan für die *Kniebeuge* auf und tragen diesen in den Übungsplaner ein. In der nächsten Einheit können die Teilnehmenden selbst entscheiden, ob sie die Übung beibehalten möchten oder nicht.

Dauer 5 Minuten

Organisationsform halber Stuhlkreis

Material laminierte Karten Z2, Z3, ÜK1

Beispiel Wenn ich mittags die Spülmaschine ausräume, dann gehe ich langsam in die Knie.
   Die Teilnehmenden halten die Kniebeuge sowie die Situationen, in denen diese Übung durchgeführt wird, schriftlich im Übungsplaner fest. Die Handlungspläne folgen, wie gehabt, im Wenn-dann-Schema.

4.3.3 Abschluss

Zusammenfassung
Am Ende wird die Einheit noch einmal kurz zusammengefasst und offene Fragen geklärt.

Dauer 5 Minuten

Organisationsform halber Stuhlkreis

Verabschiedung
Verabschiedung der Teilnehmenden mit einem Abschluss-Blitzlicht, in dem alle Teilnehmenden die Möglichkeit haben, zu beschreiben, wie sie die Einheit wahrgenommen haben. Die Teilnehmenden beschreiben außerdem kurz, was sie aus dieser Einheit mitnehmen und was sie sich für die kommende Woche vornehmen.

Dauer 5 Minuten

Organisationsform halber Stuhlkreis

4.4 Einheit 4

In der vierten Einheit des gruppenbasierten LiFE-Programms sollen die Teilnehmenden zunächst ausführlich über ihre Erfahrungen während der vergangenen Übungswoche berichten und sich darüber in der Gruppe austauschen. Die Übungen aus den vergangenen Einheiten werden wiederholt. Der Hauptteil beginnt mit einem kurzen Theorieblock zum Thema „Übungen an den Trainingsfortschritt anpassen" (Upgrading). Danach werden zwei neue LiFE-Übungen, die *Gewichtsverlagerung* und das *Auf den Zehen - gegen und stehen* eingeführt. Im Zuge dessen werden die Übungen direkt mit möglichen Alltagssituationen verknüpft. Zuletzt füllen die Teilnehmenden, wie in jeder Einheit, den Übungsplaner aus. Die Trainerin beendet die Stunde mit einem Resümee der Einheit und verabschiedet die Teilnehmenden mit motivierenden Worten in die nächste Übungswoche.

Phase	Inhalte	Zeit (min)
Einführung	Begrüßung Übungswiederholung und Bericht der Teilnehmenden (Was hat gut/weniger gut geklappt?)	30
Hauptteil	Übungen an den Trainingsfortschritt anpassen Einführung Gleichgewichtsübung Gewichtsverlagerung – vorwärts und rückwärts Gewichtsverlagerung – seitwärts Sammeln von Übungssituationen, Visualisierung und Reflexion Handlungsplanung Gleichgewicht Einführung Kraftübung – Auf den Zehen – gehen und stehen Sammeln von Übungssituationen, Visualisierung und Reflexion Handlungsplanung Kraft	50
Abschluss	Zusammenfassung Verabschiedung	10
		90

4.4.1 Einführung

Begrüßung
Begrüßung der Teilnehmenden und kurzer Rückblick auf die letzte Übungswoche.

Dauer 5 Minuten

Organisationsform halber Stuhlkreis

Übungswiederholung und Bericht der Teilnehmenden
Ziel ist die Übungswiederholung, ggf. Korrektur der Übungsausführung, Erfahrungsaustausch der Teilnehmenden, Kennenlernen neuer möglicher Alltagssituationen zum Üben.

Die Trainerin geht die bisher erlernten Übungen theoretisch nacheinander durch, bevor alle Übungen praktisch wiederholt werden. Die Trainerin leitet die Diskussion so, dass eine gute Mischung aus Erfahrungsaustausch und Problemlösen entsteht. Die Funktionalität jeder Übung wird im Rahmen der praktischen Übungswiederholung angesprochen, kann aber bei Bedarf auch schon vorher erläutert werden.

Dauer 25 Minuten

Organisationsform halber Stuhlkreis

Erfahrungsaustausch Die Trainerin fragt die Teilnehmenden, welche positiven Erfahrungen und größten Hürden beim Ausführen der Übung in der vergangenen Woche aufgetreten sind.

- Die Trainerin geht im kurzen Eins-zu-eins mit allen Teilnehmenden auf die positiven Erfahrungen ein, schätzt sie wert und versucht die Hürden zu beseitigen, indem sie gemeinsam mit der Gruppe Lösungsvorschläge diskutiert. Die Teilnehmenden entscheiden jedoch am Ende selbst, welchen Lösungsvorschlag sie annehmen.
- Alle Teilnehmenden, die die besprochene Übung durchgeführt haben, teilen ihre Erfahrungen zu dieser Übung ebenfalls mit der Gruppe.

Praktische Übungswiederholung Die Trainerin leitet alle Übungen (*Tandemstand, Tandemgang, Aufstehen vom Stuhl* und *Kniebeuge*) kurz nacheinander an, wiederholt dabei die Funktionalität und betont die Wichtigkeit der Visualisierung jeder Übung.

Alle Teilnehmenden führen gemeinsam die Übungen auf ihrem individuellen Schwierigkeitsgrad durch. Teilnehmende, die nicht wissen, auf welchem Level sie sind, erhalten Anweisung vom Trainerinnenteam gemäß Level 0 (praktische Wiederholung). Die Co-Trainerin unterstützt und notiert den Schwierigkeitsgrad der Teilnehmenden. Die Trainerin ermutigt die Teilnehmenden, die ihre Übung sicher durchführen, den nächsten Schwierigkeitsgrad auszuführen.

Die Teilnehmenden passen ggf. einen oder mehrere Handlungspläne im Übungsplaner an.

4.4.2   Hauptteil

Übungen an den Trainingsfortschritt anpassen
Wenn sich ein Übungsfortschritt einstellt und die Übungen zunehmend leichter fallen, sollten sich die Teilnehmenden nicht auf diesem Erfolg ausruhen. Der Körper ist sehr lernfähig und passt sich Reizen, die individuell gesetzt werden oder durch die Umwelt auf den Körper wirken, an. Die Muskeln wachsen und passen sich damit der Belastung an. Andererseits passt sich der Körper auch an körperliche Inaktivität an. Die Leistungsfähigkeit sinkt und man kommt schneller aus der Puste. Alltägliche Dinge fallen immer schwerer. Damit das nicht passiert, ist es vor allem im Alter wichtig, sich immer wieder zu fordern und anzustrengen, um dem altersbedingten Muskel- und Gleichgewichtsfähigkeitsabbau entgegenzuwirken.
Deshalb ist es auch wichtig, die LiFE-Übungen immer wieder anzupassen und zu steigern. Ziele sollten neu definiert und angepasst werden, um diese zu erreichen. Ebenso wichtig ist es, die Übungen an einen möglichen Rückschritt anzupassen. Ein solcher Rückschritt kann immer wieder vorkommen, sei es durch eine Krankheit, Verletzung oder weil man die Übung länger nicht durchgeführt hat.

Dauer   10 Minuten

Organisationsform   halber Stuhlkreis

Ablauf Das Trainerinnenteam steht mittig vor dem Halbkreis. Die Trainerin moderiert die Diskussion und ermutigt alle Teilnehmenden, sich einzubringen. Die Co-Trainerin notiert die Antworten auf dem Flipchart und ergänzt gegebenenfalls weitere Punkte auf der Liste.

Materialien Flipchart, Stifte

Gruppendiskussion Die Trainerin stellt folgende Frage an die Teilnehmenden: „Welche Möglichkeiten fallen Ihnen spontan ein, um die Schwierigkeit der LiFE-Übungen zu erhöhen?"

Liste der Möglichkeiten zur Steigerung des Schwierigkeitsgrads

- Unterstützungsfläche verringern, z. B. Fußposition variieren
- Haltemöglichkeit zeitweilig bzw. komplett loslassen
- Während der Übung eine weitere Aufgabe durchführen, z. B. erzählen, Kopf drehen
- Augen schließen (bei Gleichgewichtsübungen)
- Ausmaß der Bewegung verändern (von klein/gering nach groß/weit)
- Übung mit weniger Muskeln durchführen
- Veränderung der Sitzhöhe (hoher vs. niedriger Stuhl)
- Bewegungen öfter durchführen
- Schrittlänge steigern
- Bewegungen langsamer durchführen
- Zusatzgewicht (z. B. Einkaufstaschen) benutzen

Zusammenfassend kann die Trainerin erwähnen, dass auch verschiedene LiFE-Prinzipien kombiniert werden können, um die Schwierigkeit einzelner Übungen zu erhöhen, beispielsweise das einbeinige Aufstehen von einem niedrigen Stuhl.

Einführung Gleichgewichtsübung – Gewichtsverlagerung – vorwärts und rückwärts
Diese Übung trainiert das statische Gleichgewicht und die gesamte Muskulatur des Körpers. Die Übung verbessert auch das Körpergefühl.

Dauer 5 Minuten

Organisationsform Stuhlreihe an der Wand; Teilnehmende stehen zwischen Stuhl und Wand nebeneinander in einer Reihe mit dem Rücken in Richtung Wand. Das Trainerinnenteam steht mittig vor der Gruppe, für alle gut sichtbar.

Teilnehmerhandbuch Die Gewichtsverlagerung – vorwärts und rückwärts finden Sie auf der Seite 29 im Teilnehmerhandbuch (Clemson et al. 2018a).

Prinzip Gewichtsverlagerung bis zur Stabilitätsgrenze

Material laminierte Karte ÜG4: Gewichtsverlagerung – vorwärts und rückwärts
Die Trainerin erklärt die Funktionalität der Übung sowie die Sicherheitsaspekte.
Während die Trainerin die unterschiedlichen Schwierigkeitsgrade seitlich und frontal demonstriert und die Teilnehmenden diese austesten, geht die Co-Trainerin in der Gruppe herum, korrigiert die Teilnehmenden und notiert sich die entsprechenden Schwierigkeitsgrade der einzelnen Teilnehmenden.

Sicherheitsaspekt

- Abstand zwischen Stuhl und Wand zunächst geringhalten
- Festhaltemöglichkeit muss gegeben sein
- Ständige Korrekturen durch das Trainerinnenteam

Tipp bei Unsicherheit:

- Übung zunächst mit breitem Stand durchführen lassen (= erhöhte Stabilität)

Bewegungsbeschreibung (BBS): Gewichtsverlagerung - vorwärts und rückwärts

– Stellen Sie sich **aufrecht** hin. Schieben Sie Ihr **Brustbein nach vorne** (und nehmen Sie Ihre **Schultern nach hinten**).
– Ihre **Füße** sind **hüftbreit** auseinander und das **Gewicht** gleichmäßig **auf beide Füße** verteilt.
– Verlagern Sie Ihr **Gewicht** nach vorne **auf die Zehen**, die **Fersen** bleiben **auf dem Boden** (Körpergewicht auf den Zehen).
– Halten Sie Ihre **Hüften und den Kopf gerade** und den **Rücken aufrecht.**
– Führen Sie die Gewichtsverlagerung soweit wie möglich durch ohne dabei Ihr Gleichgewicht komplett zu verlieren.
– **Halten** Sie diese **Position** für einige Sekunden (3-5 Sek.).
– Verlagern Sie Ihr **Gewicht** nun **auf die Fersen**, Ihre **Zehen** bleiben **auf dem Boden** (Körpergewicht auf den Fersen).
– **Halten** Sie die **Position** für einige Sekunden (3-5 Sek.)

Knotenpunkte:
- Aufrecht, Brustbein nach vorne, (Schultern nach hinten).
- Füße hüftbreit, Gewicht auf beide Füße.
- Gewicht auf Zehen, Fersen auf Boden.
- Hüfte, Kopf gerade, Rücken aufrecht.
- Position halten.
- Gewicht auf Fersen, Zehen auf Boden.
- Position halten.
- Demonstration von Level 0.

Schwierigkeitsgrad: Gewichtsverlagerung - vorwärts und rückwärts

Level 0	Level 1	Level 2	Level 3
- Nicht möglich - Im hüftbreiten Stand mit Halt möglich + BBS	- Im hüftbreiten Stand ohne Halt möglich	- Im geschlossenen Stand ohne Halt möglich	- Im geschlossenen Stand + Zusatzaufgabe - ohne Halt möglich

Anmerkungen:

- Die Bewegung findet nur im Sprunggelenk statt.
- Es kann helfen, bei der Übungsausführung die Gesäßmuskulatur anzuspannen.
- Ober- und Unterkörper wählen die gleiche Richtung.

Einführung Gleichgewichtsübung – Gewichtsverlagerung – seitwärts

Diese Übung trainiert ebenfalls das statische Gleichgewicht und die gesamte Muskulatur des Körpers. Die Übung verbessert auch das Körpergefühl.

Dauer: 5 Minuten

Organisationsform: Stuhlreihe an der Wand; Teilnehmende stehen zwischen Stuhl und Wand nebeneinander in einer Reihe mit dem Rücken in Richtung Wand. Das Trainerinnenteam steht mittig vor der Gruppe, für alle gut sichtbar.

Teilnehmerhandbuch: Die Gewichtsverlagerung – seitwärts finden Sie auf der Seite 32 im Teilnehmerhandbuch (Clemson et al. 2018a).

Prinzip: Gewichtsverlagerung bis zur Stabilitätsgrenze

Material: laminierte Karte ÜG5: Gewichtsverlagerung – seitwärts

Sicherheitsaspekt

- Ausreichend Abstand zwischen den Stühlen und Teilnehmenden.
- Festhaltemöglichkeit muss gegeben sein.
- Ständige Korrekturen durch das Trainerinnenteam.

Tipp bei Unsicherheit:

- Übung zunächst mit breitem Stand durchführen lassen (= erhöhte Stabilität)

Bewegungsbeschreibung (BBS): Gewichtsverlagerung - seitwärts

– Stellen Sie sich **aufrecht** hin. Schieben Sie Ihr **Brustbein nach vorne** (und nehmen Sie Ihre **Schultern nach hinten**). – Ihre **Füße** sind **hüftbreit** auseinander und das **Gewicht** gleichmäßig **auf beide Füße** verteilt. – Verlagern Sie Ihr **Gewicht auf** den **rechten Fuß** und **lehnen** Sie sich so weit wie möglich **nach rechts** ohne das Gleichgewicht zu verlieren, das **linke** Bein bleibt mit dem ganzen **Fuß auf** dem **Boden**. – Halten Sie Ihre **Hüften und den Kopf gerade** und den **Rücken aufrecht**. – Halten Sie beide **Füße auf** dem **Boden**. – **Halten** Sie die **Position** für einige Sekunden (3-5 Sek.). – Verlagern Sie nun Ihr **Gewicht auf** den **linken Fuß** und **lehnen** Sie sich so weit wie möglich **nach links**. – Halten Sie die Position für einige Sekunden (3-5 Sek.). – Tipp: Gesäßmuskulatur anspannen.	**Knotenpunkte:** – Aufrecht, Brustbein nach vorne, Schultern nach hinten. – Füße hüftbreit, Gewicht auf beide Füße. – Gewicht auf rechten Fuß, nach rechts lehnen. Linker Fuß auf Boden. – Hüfte, Kopf gerade, Rücken aufrecht. – Füße auf Boden. – Position halten. – Gewicht auf linken Fuß, nach links lehnen. – Position halten. – Demonstration von Level 0.

Schwierigkeitsgrad: Gewichtsverlagerung - seitwärts

Level 0	Level 1	Level 2	Level 3
- Nicht möglich - Im hüftbreiten Stand mit Halt möglich + BBS	- Im hüftbreiten Stand ohne Halt möglich	- Im geschlossenen Stand ohne Halt möglich	- Im geschlossenen Stand + Zusatzaufgabe - ohne Halt möglich

Anmerkungen: Die Bewegung findet nur im Sprunggelenk statt. Es kann helfen, bei der Übungsausführung die Gesäßmuskulatur anzuspannen. Ober- und Unterkörper wählen die gleiche Richtung.

Sammeln von Übungssituationen, Visualisierung und Reflexion
Gemeinsam sammeln nun Trainerinnen und Teilnehmende mögliche Übungssituationen für die Gewichtsverlagerung - vorwärts und rückwärts oder seitwärts. Die genannten Vorschläge werden auf dem Flipchart durch die Co-Trainerin festgehalten.

Dauer 5–10 Minuten

Organisationsform Stuhlreihe an der Wand, Enden können zum Halbkreis gestellt werden

Material laminierte Karte ÜG4 und ÜG5: Gewichtsverlagerung – vorwärts und rückwärts sowie seitwärts, Flipchart, Stifte

Visualisierung Es soll sich für eine der zwei Übungsvarianten entschieden werden. Also entweder für die *Gewichtsverlagerung – vorwärts und rückwärts oder seitwärts*. Dabei sollte die Variante gewählt werden, die besser in den individuellen Tagesablauf passt. Wieder gilt es nun, die *Gewichtsverlagerung* nicht einfach so, sondern in einer alltäglichen Situation durchzuführen. Die Teilnehmenden stellen sich die von ihnen gewählte Alltagssituation und den Ort, an dem sie die Übung durchführen möchten, bildlich vor. Danach wird die Übung nochmal gemeinsam durchgeführt. Dazu stehen alle auf. Die Teilnehmenden versetzen sich weiterhin in die von ihnen ausgewählte Situation hinein und wählen eine Übungsvariante für sich, mit der sie sich sicher fühlen. Die Trainerin kann die Visualisierung mit folgenden Fragen unterstützen: Was sehen die Teilnehmenden? Woran halten sie sich fest?

Reflexion Nach der Übung erfolgt eine Reflexion. Dabei beschreiben die Teilnehmenden in einer Blitzlichtrunde, wie die Übung und die Visualisierung für sie waren.

Handlungsplanung Gleichgewicht
Ziel ist: Die Teilnehmende sollen Handlungspläne für die *Gewichtsverlagerung – vorwärts und rückwärts oder seitwärts* aufstellen und diese in den Übungsplaner eintragen. In der nächsten Woche können die Teilnehmenden selbst entscheiden, ob sie die Übung beibehalten möchten oder nicht.

Dauer 5–10 Minuten

Organisationsform Stuhlreihe an der Wand, Enden können zum Halbkreis gestellt werden

Material laminierte Karten Z2, Z3, ÜG4, ÜG5

Beispiel Wenn ich telefoniere, dann übe ich die Gewichtsverlagerung – vorwärts und rückwärts und versuche mich dabei nicht festzuhalten.
    Die *Gewichtsverlagerung – vorwärts und rückwärts oder seitwärts*, sowie die Situationen, in denen diese Übung durchgeführt wird, soll wieder schriftlich, in Form von „Wenn-dann-Sätzen" festgehalten werden. Das Planen der Übung hilft dabei, die Übung regelmäßig durchzuführen und nach und nach zur Gewohnheit werden zu lassen.

Einführung Kraftübung – Auf den Zehen – gehen und stehen
Diese Übung trainiert das statische/dynamische Gleichgewicht sowie die Fuß- und Unterschenkelmuskulatur, vor allem aber die Wadenmuskulatur.

Dauer 10 Minuten

Organisationsform Stuhlreihe an der Wand, Teilnehmende stehen zwischen Stuhl und Wand nebeneinander in einer Reihe. Die Trainerin steht mittig vor der Reihe, für alle gut sichtbar.

Teilnehmerhandbuch Das „Auf den Zehenspitzen - stehen und gehen" finden Sie auf der Seite 63 im Teilnehmerhandbuch (Clemson et al. 2018a).

Prinzip Bewegungen häufiger durchführen, Bewegung länger durchführen.

Material laminierte Karte ÜK3: Auf den Zehen – gehen und stehen
Die Trainerin erklärt die Funktionalität der Übung sowie die Sicherheitsaspekte. Während die Trainerin die unterschiedlichen Schwierigkeitsgrade (seitlich) demonstriert und die Teilnehmenden diese austesten, geht die Co-Trainerin in der Gruppe herum, korrigiert die Teilnehmenden und notiert sich die entsprechenden Schwierigkeitsgrade der einzelnen Teilnehmenden.

Sicherheitsaspekt

- Ausreichend Abstand zwischen den Teilnehmenden
- Haltemöglichkeit muss gegeben sein
- Ständige Korrekturen durch das Trainerinnenteam

Tipps bei Unsicherheit

- Bewegung zunächst langsam und mit geringem Bewegungsumfang/Radius ausführen, mit mehr Sicherheit Bewegungsumfang/-radius vergrößern

Bewegungsbeschreibung (BBS) Auf den Zehenspitzen - gehen und stehen

– Stellen Sie sich **aufrecht** hin.	**Knotenpunkte**:
– Heben Sie Ihre **Fersen vom Boden** ab, sodass Sie auf Ihren Fußballen stehen (Belastung: auf dem großen und 2. Zeh)	– Aufrecht. – Fersen vom Boden. – Fuß stabil.
– Ihr **Fuß** bleibt **stabil** (nicht nach innen/außen ausweichen).	– Oberkörper aufrecht. – Demonstration von Level 0.
– Halten Sie das Gleichgewicht und lassen Sie Ihren **Oberkörper aufrecht**.	
Zehengang:	
– **Gehen** Sie **auf den Zehenspitzen** vorwärts (Strecke sollte mindestens 1,5m lang sein).	– Gehen auf Zehenspitzen. – Oberkörper aufrecht. – Demonstration von Level 0.
– Achten Sie darauf Ihre Fersen sichtbar vom Boden abzuheben.	
– Halten Sie das Gleichgewicht und lassen Sie ihren **Oberkörper aufrecht**.	

Schwierigkeitsgrad (Zehengang) Auf den Zehenspitzen - gehen

Level 0	Level 1	Level 2	Level 3	Level 4	Level 5
- nicht möglich	- Distanz: 1,5 m - mit Halt möglich + BBS	- Distanz: 1,5 m - mit zeitweiligem Halt möglich	- Distanz: 1,5 m - ohne Halt + Zusatzaufgabe möglich	- Distanz: 4 m - ohne Halt möglich	- Distanz: 8 m - ohne Halt möglich

Hinweis: Es gibt keine separaten Level für das „Auf den Zehenspitzen - gehen stehen".

Sammeln von möglichen Übungssituationen, Visualisierung und Reflexion

Gemeinsam sammeln nun Trainerinnen und Teilnehmende mögliche Übungssituationen für das Auf den Zehenspitzen gehen oder stehen. Die genannten Vorschläge werden auf dem Flipchart durch die Co-Trainerin festgehalten.

Dauer   5–10 Minuten

Organisationsform   Stuhlreihe an der Wand, Enden können zum Halbkreis gestellt werden

Material   laminierte Karte ÜK3: Auf den Zehenspitzen – gehen und stehen, Flipchart, Stifte

Visualisierung   Die Teilnehmenden sollen sich für eine der zwei Übungsvarianten entscheiden. Also entweder für das *Auf den Zehen gehen* oder *Auf den Zehenspitzen stehen oder Auf den Zehenspitzen gehen*. Dabei sollte die Variante gewählt werden, die besser in den individuellen Tagesablauf passt. Wieder gilt es nun, dass *Auf den Zehenspitzen - stehen/gehen* nicht einfach so, sondern in einer alltäglichen Situation durchzuführen. Die Teilnehmenden stellen sich die von ihnen gewählte Alltagssituation und den Ort, an dem sie die Übung durchführen möchten, bildlich vor. Danach wird die Übung nochmal gemeinsam durchgeführt. Dazu stehen alle auf. Die Teilnehmenden versetzen sich weiterhin in die von ihnen ausgewählte Situation hinein und wählen eine Übungsvariante für sich, mit der sie sich sicher fühlen. Die Trainerin kann die Visualisierung mit folgenden Fragen unterstützen: Was sehen die Teilnehmenden? Woran halten sie sich fest?

Reflexion   Nach der Übung erfolgt eine Reflexion. Dabei beschreiben die Teilnehmenden in einer Blitzlichtrunde, wie die Übung und die Visualisierung für sie waren.

Handlungsplanung Kraft

Ziel ist: Die Teilnehmenden stellen einen Handlungsplan für das *Auf den Zehenspitzen stehen oder gehen* auf und tragen diesen in den Übungsplaner ein. In der nächsten Woche können die Teilnehmenden selbst entscheiden, ob sie die Übung beibehalten möchten oder nicht. Außerdem kann die andere Übung dann noch zusätzlich integriert werden.

Dauer 5 Minuten

Organisationsform Stuhlreihe an der Wand, Enden können zum Halbkreis gestellt werden

Material laminierte Karten Z2, Z3, ÜK3

Beispiel Wenn ich mir einen Teebeutel aus dem Küchenschrank hole, dann stelle ich mich dazu auf die Zehen. **Oder** Wenn ich die Zeitung hole, dann gehe ich auf den Zehen bis zum Briefkasten.

Das *Auf den Zehenspitzen stehen oder gehen*, sowie die Situationen, in denen diese Übung durchgeführt wird, soll wieder schriftlich, in Form von „Wenn-dann-Sätzen" festgehalten werden. Das Planen der Übung hilft dabei, die Übung regelmäßig durchzuführen und nach und nach zur Gewohnheit werden zu lassen. Die Situationen können von Person zu Person sehr unterschiedlich sein. Die Situation oder die Gelegenheit sollte so spezifisch wie möglich sein.

4.4.3 Abschluss

Zusammenfassung
Am Ende wird die Einheit noch einmal kurz zusammengefasst und offene Fragen geklärt.

Dauer 5 Minuten

Organisationsform halber Stuhlkreis

Verabschiedung
Verabschiedung der Teilnehmenden mit einem Abschluss-Blitzlicht, in dem alle Teilnehmenden die Möglichkeit haben, zu beschreiben, wie sie die Einheit wahrgenommen haben. Die Teilnehmenden beschreiben außerdem kurz, was sie aus dieser Einheit mitnehmen und was sie sich für die kommende Woche vornehmen.

Dauer 5 Minuten

Organisationsform halber Stuhlkreis

4.5 Einheit 5

In der fünften Einheit des gruppenbasierten LiFE-Programms sollen die Teilnehmenden zunächst ausführlich über ihre Erfahrungen während der vergangenen Übungswoche berichten und sich darüber in der Gruppe austauschen. Die Übungen aus den vergangenen Einheiten werden wiederholt. Der Hauptteil beginnt mit einem kurzen Theorieblock zum Thema „Schwierigkeiten in der Umsetzung von LiFE überwinden" (Bewältigungsplanung). Danach werden zwei neue LiFE-Übungen, das *Über Gegenstände steigen – vorwärts/rückwärts und seitwärts* und das *Auf den Fersen – stehen und gehen*, eingeführt. Im Zuge dessen werden die Übungen direkt mit möglichen Alltagssituationen verknüpft. Zuletzt füllen die Teilnehmenden wie in jeder Stunde den Übungsplaner aus. Die Trainerin beendet die Stunde mit einem Resümee der Einheit und verabschiedet die Teilnehmenden mit motivierenden Worten in die nächste Übungswoche.

Phase	Inhalte	Zeit (min)
Einführung	Begrüßung Übungswiederholung und Bericht der Teilnehmenden (positivste Erfahrung/größte Hürde während der Übungswoche)	30
Hauptteil	Schwierigkeiten in der Umsetzung von LiFE überwinden Einführung Gleichgewichtsübung – Über Gegenstände steigen – vorwärts und rückwärts Einführung Gleichgewichtsübung – seitwärts Sammeln von Übungssituationen, Visualisierung und Reflexion Handlungsplanung Gleichgewicht Einführung Kraftübung – Auf die Fersen – stehen und gehen Sammeln von Übungssituationen, Visualisierung und Reflexion Handlungsplanung Kraft	50
Abschluss	Zusammenfassung Verabschiedung	10
		90

4.5.1 Einführung

Begrüßung
Begrüßung der Teilnehmenden und kurzer Rückblick auf die letzte Übungswoche.

Dauer 5 Minuten

Organisationsform halber Stuhlkreis

Übungswiederholung und Bericht der Teilnehmenden
Die Trainerin geht die bisher erlernten Übungen zunächst theoretisch durch und anschießend werden diese praktisch wiederholt. Die Trainerin leitet die Diskussion so, dass eine gute Mischung aus Erfahrungsaustausch und Problemlösen entsteht. Die Funktionalität jeder Übung wird im Rahmen der praktischen Übungswiederholung angesprochen, kann aber bei Bedarf auch schon vorher erläutert werden.

Dauer 25 Minuten

Organisationsform halber Stuhlkreis

Erfahrungsaustausch Die Trainerin fragt die Teilnehmenden, welche positiven Erfahrungen und größten Hürden beim Ausführen der Übung in der vergangenen Woche aufgetreten sind.

- Die Trainerin geht im kurzen Eins-zu-eins mit allen Teilnehmenden auf die positiven Erfahrungen ein, schätzt sie wert und versucht die Hürden zu beseitigen, indem sie gemeinsam mit der Gruppe Lösungsvorschläge diskutiert. Die Teilnehmenden entscheiden jedoch am Ende selbst, welchen Lösungsvorschlag sie annehmen.
- Alle Teilnehmenden, die die besprochene Übung durchgeführt haben, teilen ihre Erfahrungen zu dieser Übung ebenfalls mit der Gruppe.

Praktische Übungswiederholung Die Trainerin leitet die Übungen der letzten beiden Einheiten (*Tandemgang* und *die Gewichtsverlagerung vorwärts und rückwärts sowie seitwärts, sowie Kniebeuge* und *Auf den Zehenspitzen - stehen und gehen*) kurz nacheinander an, wiederholt dabei die Funktionalität und betont die Wichtigkeit der Visualisierung jeder Übung.

Alle Teilnehmenden führen gemeinsam die Übungen auf ihrem individuellen Schwierigkeitsgrad durch. Teilnehmende, die nicht wissen, auf welchem Level sie sind, erhalten Anweisung vom Trainerinnenteam gemäß Level 0 (praktische Wiederholung). Die Co-Trainerin unterstützt und notiert den Schwierigkeitsgrad der Teilnehmenden. Die Co-Trainerin ermutigt die Teilnehmenden, die ihre Übung sicher durchführen, den nächsten Schwierigkeitsgrad auszuführen.

Die Teilnehmenden passen ggf. einen oder mehrere Handlungspläne im Übungsplaner an.

4.5.2 Hauptteil

Schwierigkeiten in der Umsetzung von LiFE überwinden
Im ersten Teil der Einheit wird immer kurz besprochen, mit welchen Hürden die Teilnehmenden bei der Integration der LiFE-Übungen in den Alltag konfrontiert werden. In dieser Einheit soll besprochen werden, wie diese Schwierigkeiten gut gemeistert werden können.

Rückschläge sind ein normaler Bestandteil einer Verhaltensänderung. Menschen sind Gewohnheitstiere und deshalb fällt es oft schwer, neue Routinen in den Alltag einzubauen. Auch in gut etablierten theoretischen Modellen zur Verhaltensänderung sind auf dem Weg zu einem aktiveren Lebensstil Rückschläge berücksichtigt (z. B. Health Action Process Approach, HAPA Schwarzer 2008). Es geht in herausfordernden Situationen darum, an die Fähigkeit zu glauben, diese Situation meistern zu können und um eine kritische Auseinandersetzung damit. Was ist falsch gelaufen und wie kann man in Zukunft besser mit der Situation umgehen?

Dauer 10 Minuten

Organisationsform halber Stuhlkreis

Ablauf Das Trainerinnenteam steht mittig vor dem Halbkreis. Die Trainerin moderiert die Diskussion und ermutigt alle Teilnehmenden, sich einzubringen. Die Co-Trainerin notiert die Antworten auf dem Flipchart und ergänzt gegebenenfalls weitere Punkte auf der Liste.

Materialien Flipchart, Stifte

Gruppendiskussion Die Trainerin stellt folgende Frage an die Teilnehmenden: „Welche Situationen stellen für Sie Herausforderungen bei der Umsetzung von LiFE dar?"

Mögliche Hürden (keine vollständige Liste, sondern nur ergänzende Vorschläge)

- Vergessen
- Keine Lust
- Keine Zeit
- Urlaub
- Besuch von Freunden/Bekannten
- Krankheit
- Schmerzen

Es sollen Gründe reflektiert werden, warum eine Übung nicht klappt. Hilfreiche Fragen, die in solchen Momenten gestellt werden können, sind zum Beispiel:

- Warum klappt die Übung nicht? Vergesse ich die Übung durchzuführen? Habe ich Probleme bei der Übungsdurchführung?
- Was müsste ich verändern, damit sie besser klappt?
- Passt die Übung zu mir und meinem Alltag? Wenn nein, kann ich sie durch eine andere, passendere Übung ersetzen?

Eine weitere Möglichkeit, im Vorfeld Schwierigkeiten zu erkennen und ihnen vorzubeugen, ist die sogenannte „Bewältigungsplanung". Sie funktioniert nach demselben Wenn-dann-Schema, das die Teilnehmenden bereits aus der Handlungsplanung und dem Übungsplaner kennen. Der Unterschied ist nun, dass im Wenn-Teil eine konkrete Hürde genannt wird, z. B. „Wenn ich in den Urlaub fahre und keine Möglichkeit habe zu kochen …". Im Dann-Teil folgt die geplante Bewältigung dieser Hürde, also z. B. „…, dann führe ich den Tandemstand aus, während ich auf den Bus warte".

Einführung Gleichgewichtsübung – Über Gegenstände steigen – vorwärts und rückwärts

Antizipatorische Gleichgewichtskontrolle: Die Gleichgewichtsübung *Über Gegenstände steigen – vorwärts und rückwärts* fordert die antizipatorische (vorausschauende) Gleichgewichtskontrolle. Das bedeutet, dass mit dieser Übung das Abschätzen von Entfernungen und Höhen sowie kommende Körperbewegungen vorrausschauend geübt werden. Wenn man über einen großen Gegenstand steigen will, muss man im Vorhinein den Gegenstand genau anschauen und dessen Größe abschätzen, um das Bein an der richtigen Stelle vom Boden ab- und hochzuheben, um den Gegenstand zu übersteigen.

Diese Übung trainiert das dynamische Gleichgewicht, die Oberschenkel-, Gesäß-, Rumpf-, Unterschenkel- und Fußmuskulatur sowie die antizipatorische Gleichgewichtskontrolle (Situation und Handlung einschätzen). Außerdem wird die Achtsamkeit für das Umgehen von Hindernissen gesteigert.

Dauer   5–10 Minuten

Organisationsform   Stuhlkreis; Teilnehmende stehen seitlich hinter ihrem Stuhl; In Laufrichtung sind an zwei Stellen unterschiedlich große Hindernisse aufgebaut (Hindernis 1: Moosgummi, Hindernis 2: Postpaket Größe M). Die Trainerin steht innerhalb des Stuhlkreises, für alle gut sichtbar.

Teilnehmerhandbuch   Über Gegenstände steigen – vorwärts und rückwärts finden Sie auf der Seite 36 im Teilnehmerhandbuch (Clemson et al. 2018a).

Prinzip   antizipatorische Gleichgewichtskontrolle

Material   laminierte Karte ÜG6: Über Gegenstände steigen – vorwärts und rückwärts, Moosgummi, Postpakete: Größe M

Die Trainerin erklärt die Funktionalität der Übung sowie die Sicherheitsaspekte. Während die Trainerin die unterschiedlichen Schwierigkeitsgrade demonstriert und die Teilnehmenden diese austesten, geht die Co-Trainerin in der Gruppe herum, korrigiert die Teilnehmenden und notiert sich die entsprechenden Schwierigkeitsgrade der einzelnen Teilnehmenden. Während die Teilnehmenden die Übung durchführen, stehen die Trainerinnen zur Absicherung an den Postpaketen und leisten ggf. Hilfestellung.

Sicherheitsaspekt

- Ausreichend Abstand zwischen den Teilnehmenden
- Haltemöglichkeit muss gegeben sein
- Bewegung vorsichtig und konzentriert ausführen
- Trainerinnenteam entscheidet gemeinsam mit der Teilnehmenden, über welchen der beiden Gegenstände die Teilnehmende steigt. Die Sicherheit der Teilnehmenden steht immer im Vordergrund

- Ständige Korrektur durch das Trainerinnenteam
- Gegenstände nach der Übung direkt wegräumen (Stolpergefahr!)

Tipps bei Unsicherheit

- Zu Beginn auf den Boden blicken, um Gleichgewicht besser halten zu können
- Bei mehr Sicherheit geradeaus schauen
- Vorstellen der Gegenstände oder übe eine flache Bodenmarkierungen wie Türschwellen oder Bodenfliesen steigen

Bewegungsbeschreibung (BBS) über Gegenstände steigen – vorwärts und rückwärts

– Stellen Sie sich **aufrecht** hin.
– Heben Sie bewusst ein **Bein höher** als normalerweise **vom Boden** ab.
– Machen Sie einen **hohen Schritt vorwärts** und **folgen** Sie dann **mit** dem **anderen Fuß** in ebenfalls hohem Schritt.
– Bleiben Sie **geradestehen**.
– Machen Sie nun einen **Schritt rückwärts**.

Knotenpunkte:
- Aufrecht.
- Ein Bein hoch vom Boden abheben.
- Hoher Schritt vorwärts, anderer Fuß folgt.
- Geradestehen.
- Schritt rückwärts.
- Demonstration von Level 0.

Anmerkungen: Der Bewegungsablauf beinhaltet vorwärts und rückwärts über einen Gegenstand zu gehen, d. h. die Übung wird immer in beide Richtungen durchgeführt.

Die Trainerin achtet darauf, dass die Teilnehmenden das hintere Bein gerade über den Gegenstand und nicht neben dem Gegenstand vorbeiführen.

Schwierigkeitsgrad über Gegenstände steigen - vorwärts und rückwärts

Level 0	Level 1	Level 2	Level 3
- nicht möglich - mit Halt möglich + BBS	- ohne Halt möglich	- ohne Halt möglich	- ohne Halt + Zusatzaufgabe möglich
Gegenstand: ~ 30 cm breit, Moosgummi	Gegenstand: ~ 30 cm breit, Moosgummi	Gegenstand: ~ 30 cm breit, DHL-Paket Größe M	Gegenstand: ~ 30 cm breit, DHL-Paket Größe M

Einführung Gleichgewichtsübung – Über Gegenstände steigen – seitwärts
Anstatt vorwärts und rückwärts über Gegenstände zu steigen, kann die Übung auch seitwärts durchgeführt werden.

Dauer   5–10 Minuten

Organisationsform   Stuhlkreis; Teilnehmende stehen seitlich hinter ihrem Stuhl; In Laufrichtung sind an zwei Stellen unterschiedlich große Hindernisse aufgebaut

(Hindernis 1: Moosgummi, Hindernis 2: Postpaket Größe M). Die Trainerin steht innerhalb des Stuhlkreises, für alle gut sichtbar.

Teilnehmerhandbuch Über Gegenstände steigen - seitwärts finden Sie auf der Seite 40 im Teilnehmerhandbuch (Clemson et al. 2018a).

Prinzip antizipatorische Gleichgewichtskontrolle

Material laminierte Karte ÜG7: Über Gegenstände steigen - seitwärts, Moosgummi, Postpakete: Größe M
   Die Trainerin erklärt die Funktionalität der Übung, sowie die Sicherheitsaspekte. Während die Trainerin die unterschiedlichen Schwierigkeitsgrade demonstriert und die Teilnehmenden diese austesten, geht die Co-Trainerin in der Gruppe herum, korrigiert die Teilnehmenden und notiert sich die entsprechenden Schwierigkeitsgrade der einzelnen Teilnehmenden. Während die Teilnehmenden die Übung durchführen, stehen die Trainerinnen zur Absicherung an den Postpaketen und leisten ggf. Hilfestellung. Zwischen den Gegenständen gehen die Teilnehmenden normal.

Sicherheitsaspekt

- Ausreichend Abstand zwischen Teilnehmenden
- Haltemöglichkeit muss gegeben sein
- Bewegung vorsichtig und konzentriert ausführen
- Ständige Korrektur durch das Trainerinnenteam
- Gegenstände nach der Übung direkt wegräumen (Stolpergefahr!)

Tipp bei Unsicherheit

- Zu Beginn auf den Boden blicken, um Gleichgewicht besser halten zu können
- Bei mehr Sicherheit geradeaus schauen
- Vorstellen der Gegenstände oder übe eine flache Bodenmarkierungen (z. B. Türschwelle, Fliese)

Bewegungsbeschreibung (BBS) über Gegenstände steigen – seitwärts

– Stellen Sie sich **aufrecht** hin.
– Heben Sie bewusst ein **Bein höher** als normalerweise **vom Boden** ab.
– Machen Sie einen **hohen Schritt zur Seite** und **folgen** Sie dann **mit dem anderen Fuß** in ebenfalls hohem Schritt.
– Bleiben Sie **geradestehen**.
– Machen Sie einen **Schritt** nun **in** die **andere Richtung**.

Knotenpunkte:
- Aufrecht.
- Ein Bein hoch vom Boden abheben.
- Hoher Schritt zur Seite, anderer Fuß folgt im hohen Bogen.
- Geradestehen.
- Schritt in andere Richtung.
- Demonstration von Level 0.

Schwierigkeitsgrad über Gegenstände steigen – seitwärts

Level 0	Level 1	Level 2	Level 3
- nicht möglich - mit Halt möglich + BBS	- ohne Halt möglich	- ohne Halt möglich	- ohne Halt + Zusatzaufgabe möglich
Gegenstand: ~ 30 cm breit, Moosgummi	Gegenstand: ~ 30 cm breit, Moosgummi	Gegenstand: ~ 30 cm breit, DHL-Paket Größe M	Gegenstand: ~ 30 cm breit, DHL-Paket Größe M

Sammeln von Übungssituationen, Visualisierung und Reflexion
Gemeinsam sammeln nun Trainerinnen und Teilnehmende mögliche Übungssituationen für das über Gegenstände steigen - vorwärts und rückwärts oder seitwärts. Die genannten Vorschläge werden auf dem Flipchart durch die Co-Trainerin festgehalten.

Dauer 5–10 Minuten

Organisationsform enger Stuhlkreis

Material laminierte Karte ÜG6 und ÜG7: Über Gegenstände steigen – vorwärts und rückwärts sowie seitwärts

Visualisierung Es soll sich für eine der zwei Übungsvarianten entschieden werden. Also entweder für das *vorwärts und rückwärts über Gegenstände steigen* **oder** das *seitwärts über Gegenstände steigen*. Dabei sollte die Variante gewählt werden, die besser in den individuellen Tagesablauf passt. Wieder gilt es nun, das *über Gegenstände steigen* nicht einfach so, sondern in einer alltäglichen Situation durchzuführen. Die Teilnehmenden stellen sich die von ihnen gewählte Alltagssituation und den Ort, an dem sie die Übung durchführen möchten, bildlich vor. Danach wird die Übung nochmal gemeinsam durchgeführt. Dazu stehen alle auf. Die Teilnehmenden versetzen sich weiterhin in die von ihnen ausgewählte Situation hinein und wählen eine Übungsvariante für sich, mit der sie sich sicher fühlen. Die Trainerin kann die Visualisierung mit folgenden Fragen unterstützen: Was sehen die Teilnehmenden? Woran halten sie sich fest?

Reflexion Nach der Übung erfolgt eine Reflexion. Dabei beschreiben die Teilnehmenden in einer Blitzlichtrunde, wie die Übung und die Visualisierung für sie waren.

Handlungsplanung Gleichgewicht
Ziel ist: Die Teilnehmenden sollen einen Handlungsplan für das *Über Gegenstände steigen vorwärts und rückwärts* **oder** *seitwärts* aufstellen und diese in den Übungsplaner eintragen. In der nächsten Einheit können die Teilnehmenden selbst entscheiden, ob sie die Übung beibehalten wollen.

Dauer 5 Minuten

Organisationsform enger Stuhlkreis

Material laminierte Karten Z2, Z3, ÜG6, ÜG7

Beispiel Wenn ich die Türschwelle von der Küche ins Wohnzimmer überquere, dann übe ich das vorwärts und rückwärts über Gegenstände steigen.

Das *Über Gegenstände steigen vorwärts und rückwärts oder seitwärts*, sowie die Situation, in der die Übung durchgeführt wird, soll wieder schriftlich, in Form von „Wenn-dann-Sätzen" festgehalten werden. Dies dient dazu, die Übung regelmäßig durchzuführen.

Einführung Kraftübung – Auf den Fersen – stehen und gehen
Diese Übung trainiert das statische/dynamische Gleichgewicht sowie die Fuß- und Unterschenkelmuskulatur (Fußheber). Vor allem die vordere Unterschenkelmuskulatur wird trainiert.

Dauer 5 Minuten

Organisationsform Stuhlkreis; Teilnehmende stehen seitlich hinter ihrem Stuhl. Trainerinnenteam stehen innerhalb des Stuhlkreises, für alle gut sichtbar.

Teilnehmerhandbuch Auf den Fersen stehen und gehen finden Sie auf der Seite 72 im Teilnehmerhandbuch (Clemson et al. 2018a).

Prinzip Bewegung häufiger durchführen, Bewegung länger durchführen (längere Zeit auf den Fersen stehen oder eine längere Distanz auf den Fersen gehen).

Material laminierte Karte ÜK4: Auf den Fersen – stehen und gehen

Sicherheitsaspekt

- Ausreichend Abstand zwischen den Teilnehmenden
- Haltemöglichkeit muss gegeben sein
- Ständige Korrektur durch das Trainerinnenteam

Tipp bei Unsicherheit Zunächst die Bewegung konzentriert mit geringen Bewegungsumfang ausführen, später mit mehr Sicherheit Bewegungsumfang vergrößern.

Bewegungsbeschreibung (BBS) Auf den Fersen – stehen und gehen

– Stellen Sie sich **aufrecht** hin.
– Heben Sie Ihre **Zehen vom Boden** ab, sodass Sie auf Ihren Fersen stehen.
– Ihr **Fuß** bleibt **stabil** (nicht nach innen/außen ausweichen).
– Halten Sie das Gleichgewicht und lassen Sie Ihren **Oberkörper aufrecht.**

Fersengang:
– **Gehen** Sie **auf** den **Fersen** vorwärts (Strecke sollte mindestens 1,5m lang sein).
– Achten Sie darauf, Ihre Zehen sichtbar vom Boden abzuheben.
– Halten Sie das Gleichgewicht und lassen Sie Ihren **Oberkörper aufrecht.**

Knotenpunkte:
– Aufrecht.
– Zehen vom Boden.
– Fuß stabil.
– Oberkörper aufrecht.
– Demonstration von Level 0.

– Gehen auf Fersen.
– Oberkörper aufrecht.
– Demonstration von Level 0.

Schwierigkeitsgrad Auf den Fersen - gehen

Level 0	Level 1	Level 2	Level 3	Level 4	Level 5
- nicht möglich	- Distanz: 1,5 m - mit Halt möglich + BBS	- Distanz: 1,5 m - mit zeitweiligem Halt möglich	- Distanz: 1,5 m - ohne Halt + Zusatzaufgabe möglich	- Distanz: 4 m - ohne Halt möglich	- Distanz: 8 m - ohne Halt möglich

Hinweis: Es gibt keine separaten Level für das „Auf den Fersen stehen".

Sammeln von möglichen Übungssituationen, Visualisierung und Reflexion
Gemeinsam sammeln nun Trainerinnen und Teilnehmende mögliche Übungssituationen für das auf den Fersen stehen oder gehen. Die genannten Vorschläge werden auf dem Flipchart durch die Co-Trainerin festgehalten.

Dauer 5–10 Minuten

Organisationsform Stuhlkreis

Material laminierte Karte ÜK4: Auf den Fersen – stehen und gehen, Flipchart, Stifte

Visualisierung Die Teilnehmenden entscheiden sich für eine der zwei Übungsvarianten, also entweder für das *Auf den Fersen stehen* **oder** *gehen*. Dabei sollte die Variante gewählt werden, die besser in den individuellen Tagesablauf passt. Die Teilnehmenden stellen sich die von ihnen gewählte Alltagssituation und den Ort, an dem sie die Übung durchführen möchten, bildlich vor. Danach wird die Übung nochmal gemeinsam durchgeführt. Dazu stehen alle auf. Die Teilnehmenden versetzen sich weiterhin in die von ihnen ausgewählte Situation hinein und wählen eine

Übungsvariante für sich, mit der sie sich sicher fühlen. Die Trainerin kann die Visualisierung mit folgenden Fragen unterstützen: Was sehen die Teilnehmenden? Woran halten sie sich fest?

Reflexion Nach der Übung erfolgt eine Reflexion. Dabei beschreiben die Teilnehmenden in einer Blitzlichtrunde, wie die Übung und die Visualisierung für sie waren.

Handlungsplanung Kraft
Ziel ist: Die Teilnehmenden stellen einen Handlungsplan für das *Auf den Fersen stehen* **oder** für das *Auf den Fersen gehen* auf und tragen diesen in den Übungsplaner ein. In der nächsten Woche können die Teilnehmenden selbst entscheiden, ob sie die Übung beibehalten möchten oder nicht.

Dauer 5 Minuten

Organisationsform Stuhlkreis

Material laminierte Karten Z2, Z3, ÜK4

Beispiel Wenn ich auf das Teewasser warte, dann stelle ich mich auf die Fersen.
Oder Wenn ich zum Zähneputzen ins Bad gehe, dann gehe ich auf den Fersen.
Die Teilnehmenden halten dann das *Auf den Fersen gehen oder stehen*, sowie die Situationen, in denen diese Übung durchgeführt wird, schriftlich im Übungsplaner fest. Die Handlungspläne folgen, wie gehabt, dem Wenn-dann-Schema.

4.5.3 Abschluss

Zusammenfassung
Am Ende wird die Einheit noch einmal kurz zusammengefasst und offene Fragen geklärt.

Dauer 5 Minuten

Organisationsform Stuhlkreis

Verabschiedung
Verabschiedung der Teilnehmenden mit einem Abschluss-Blitzlicht, in dem alle Teilnehmenden die Möglichkeit haben, zu beschreiben, wie sie die Einheit wahrgenommen haben. Die Teilnehmenden beschreiben außerdem kurz, was sie aus dieser Einheit mitnehmen und was sie sich für die kommende Woche vornehmen.

Dauer 5 Minuten

Organisationsform Stuhlkreis

4.6   Einheit 6

In der sechsten Einheit des gruppenbasierten LiFE-Programms sollen die Teilnehmenden wieder über ihre Erfahrungen während der vergangenen Übungswoche berichten und sich darüber in der Gruppe austauschen. Ebenso wird ein Teil der bisher
erlernten Übungen wiederholt. Der Hauptteil beginnt mit einem kurzen Theorie-
lock zum Thema Steigerung der körperlichen Aktivität. Danach wird das *Treppensteigen* als neue LiFE-Übung eingeführt und anschließend auf gesteigerte körperliche Aktivität im Alltag durch das Gehen von längeren Distanzen eingegangen.
Zuletzt füllen die Teilnehmenden, wie in jeder Einheit, den Übungsplaner aus. Die
Trainerin beendet die Stunde mit einem Resümee der Einheit und verabschiedet die
Teilnehmenden mit motivierenden Worten in die nächste Übungswoche.

Phase	Inhalte	Zeit (min)
Einführung	Begrüßung Übungswiederholung und Bericht der Teilnehmenden (Was hat gut/weniger gut geklappt?)	40
Hauptteil	Körperliche Aktivität steigern Einführung Kräftigungsübung – Treppensteigen Sammeln von Übungssituationen, Visualisierung und Reflexion Handlungsplanung Kraft LiFE-Prinzip Körperliche Aktivität im Alltag steigern Im Alltag mehr bewegen Sammeln von Übungssituationen und Reflexion Handlungsplanung Körperliche Aktivität	40
Abschluss	Zusammenfassung Verabschiedung	10
		90

4.6.1   Einführung

Begrüßung
Begrüßung der Teilnehmenden und kurzer Rückblick auf die letzte Übungswoche.

Dauer 5 Minuten

Organisationsform halber Stuhlkreis

Übungswiederholung und Bericht der Teilnehmenden
Ziel ist die Übungswiederholung, ggf. Korrektur der Übungsausführung, Erfahrungsaustausch der Teilnehmenden, Kennenlernen neuer möglicher Alltagssituationen zum Üben.
    Die Trainerin geht die bisher erlernten Übungen theoretisch nacheinander
durch, bevor alle Übungen praktisch wiederholt werden. Die Trainerin leitet die
Diskussion so, dass eine gute Mischung aus Erfahrungsaustausch und Problemlö-

sen entsteht. Die Funktionalität jeder Übung wird im Rahmen der praktischen Übungswiederholung angesprochen, kann aber bei Bedarf auch schon vorher erläutert werden.

Dauer 35 Minuten

Organisationsform halber Stuhlkreis

Erfahrungsaustausch Die Trainerin fragt die Teilnehmenden, welche positiven Erfahrungen und größten Hürden beim Ausführen der Übung in der vergangenen Woche aufgetreten sind.

- Die Trainerin geht im kurzen Eins-zu-eins mit allen Teilnehmenden auf die positiven Erfahrungen ein, schätzt sie wert und versucht die Hürden zu beseitigen, indem sie gemeinsam mit der Gruppe Lösungsvorschläge diskutiert. Die Teilnehmenden entscheiden jedoch am Ende selbst, welchen Lösungsvorschlag sie annehmen.
- Alle Teilnehmenden, die die besprochene Übung durchgeführt haben, teilen ihre Erfahrungen zu dieser Übung ebenfalls mit der Gruppe.

Praktische Übungswiederholung Die Trainerin leitet die Übungen der letzten beiden Einheiten (Gewichtsverlagerung vorwärts und rückwärts sowie seitwärts und über Gegenstände steigen vorwärts, rückwärts sowie seitwärts und Auf den Zehenspitzen stehen oder gehen und auf den Fersen stehen oder gehen) nacheinander an, wiederholt dabei die Funktionalität und betont die Wichtigkeit der Visualisierung jeder Übung.

Alle Teilnehmenden führen gemeinsam die Übungen auf ihrem individuellen Schwierigkeitsgrad durch. Teilnehmende, die nicht wissen, auf welchem Level sie sind, erhalten Anweisung vom Trainerinnenteam gemäß Level 0 (praktische Wiederholung). Die Co-Trainerin unterstützt und notiert den Schwierigkeitsgrad der Teilnehmenden. Die Trainerin ermutigt die Teilnehmenden, die ihre Übung sicher durchführen, den nächsten Schwierigkeitsgrad auszuführen.

Die Teilnehmenden passen ggf. einen oder mehrere Handlungspläne im Übungsplaner an.

4.6.2 Hauptteil

Körperliche Aktivität steigern
Durch LiFE soll das tägliche Bewegungsverhalten umgestellt werden. Wissenschaftliche Studien zeigen, dass selbst kleine Änderungen im Alltag einen hohen gesundheitlichen Nutzen haben können.

Wenn die Kraft- und Gleichgewichtsübungen aus den vorherigen Wochen regelmäßig durchgeführt wurden, werden den Teilnehmenden alltägliche Bewegungen wie Gehen, Treppensteigen oder Aufstehen von einem Stuhl leichter fallen. Durch regelmäßiges Training werden die Kraft, das Gleichgewicht und die Ausdauer trainiert und es kommt zu einer Adaption der Muskulatur. Bewegungen werden sicherer und selbstbewusster durchgeführt. Die verbesserte Fitness sollte dazu genutzt werden, um im Alltag körperlich aktiver zu werden und den Bewegungsumfang zu erhöhen. Ziel ist es, die neu gewonnene Fitness zu erhalten oder sogar zu verbessern.

Dauer 5–10 Minuten

Organisationsform halber Stuhlkreis

Ablauf Das Trainerinnenteam steht mittig vor dem Halbkreis. Die Trainerin moderiert die Diskussion und ermutigt alle Teilnehmenden, sich einzubringen. Die Co-Trainerin notiert die Antworten auf dem Flipchart und ergänzt gegebenenfalls weitere Punkte auf der Liste.

Materialien Flipchart, Stifte

Gruppendiskussion Die Trainerin stellt folgende Frage an die Teilnehmenden: „Wir hatten bereits in der ersten Einheit über die Vorteile von körperlichen Aktivität gesprochen. An welche können Sie sich noch erinnern?"
Siehe Liste 1. Gruppeneinheit [Abschn. 4.1 Einheit 1]

Einführung Kräftigungsübung – Treppensteigen
Das Treppensteigen trainiert die Gesäß-, Hüft-, Oberschenkel-, Knie- und Fußgelenksmuskulatur. Die Übung steigert das Herz-Kreislauf-System und mobilisiert sowie stabilisiert den Lendenwirbelbereich.

Dauer 10 Minuten

Organisationsform Teilnehmende stehen hintereinander in einer Reihe an der Treppenseite mit Handlauf (bei einer Treppe mit zwei Handläufen zwei Reihen bilden). Die Trainerin steht mittig vor der ersten Treppenstufe, für alle gut sichtbar.

Teilnehmerhandbuch Das Treppensteigen finden Sie auf der Seite 79 im Teilnehmerhandbuch (Clemson et al. 2018a).

Prinzip Bewegungen häufiger durchführen, Bewegung mit größerem Bewegungsradius durchführen, Bewegung mit Zusatzgewicht durchführen.

Material laminierte Karte ÜK5: Treppensteigen
    Die Trainerin erklärt die Funktionalität der Übung sowie die Sicherheitsaspekte. Während die Trainerin die unterschiedlichen Schwierigkeitsgrade demonstriert und die Teilnehmenden diese austesten, geht die Co-Trainerin in der Gruppe herum, korrigiert die Teilnehmenden und notiert sich die entsprechenden Schwierigkeitsgrade der einzelnen Teilnehmenden.

Sicherheitsaspekt

- Ausreichend Abstand zwischen den Teilnehmenden
- Haltemöglichkeit muss gegeben sein; wenn kein Geländer da ist, die Wand als Haltemöglichkeit nutzen
- Ständige Korrektur durch das Trainerinnenteam
- Langsames, kontrolliertes Treppensteigen, da schnelles Treppensteigen die kardiovaskuläre Fitness beansprucht, sodass der Fokus nicht auf die korrekte Übungsausführung gelegt werden kann
- Eine Hand der Teilnehmenden sollte sich immer am Treppengeländer oder direkt darüber befinden
- Die Übung wird nur beim Treppensteigen und nicht beim Heruntergehen durchgeführt. Die Teilnehmenden gehen die Treppen wie gewohnt nach unten
- Die Teilnehmenden sollen einzeln die Treppen hoch-/runtergehen. Beispiel: Die erste Teilnehmende geht am Handlauf (bei zwei Handläufen zwei Teilnehmende parallel) die Treppen nach oben, wartet oben, die nächste Teilnehmende startet von unten, wartet usw. Wenn alle Teilnehmenden oben angekommen sind, gehen die Teilnehmenden in derselben Reihenfolge die Treppen einzeln nach unten

Tipp bei Bewegungsunsicherheit während der Übungen

- Zu Beginn können die Teilnehmenden auf den Boden/die Stufen blicken, um ihr Gleichgewicht besser halten zu können und die Höhe der einzelnen Treppenstufen besser einschätzen zu können. Dabei sollte die Trainerin darauf achten, dass die Teilnehmenden in der Körperhaltung aufrecht bleiben
- Bei mehr Sicherheit geradeaus schauen
- Langsames, aber sicheres Treppensteigen

Bewegungsbeschreibung (BBS) Treppensteigen

– Stellen Sie sich **aufrecht** vor die erste Treppenstufe. – Setzen Sie **einen Fuß auf** die erste **Stufe** und **strecken** Sie Ihr **Bein** kräftig, sodass Ihr anderes Bein vom Boden abgehoben wird. – Lassen Sie das **Knie „locker"** und drücken Sie es nicht vollständig durch. – **Nutzen** Sie gezielt die **Kraft Ihrer Beine.** – Wiederholen Sie die Bewegung mit dem anderen Bein. **Achtung:** Die Übung betrifft nur das Treppensteigen, dennoch kann darauf geachtet werden, dass die Teilnehmenden beim Hinuntergehen die Spannung halten und sich nicht auf die nächste Stufe „fallen lassen".	**Knotenpunkte:** – Aufrecht. – Einen Fuß auf Stufe. – Bein durchdrücken. – Knie „locker". – Kraft der Beine nutzen. – Demonstration von Level 0.

Schwierigkeitsgrad Treppensteigen

Level 0	Level 1	Level 2	Level 3	Level 4	Level 5
- nicht möglich - mit Halt möglich + BBS	- ohne Halt möglich	- ohne Halt und tragen eines schweren Gegenstands möglich	- zwei Stufen auf einmal mit Halt möglich	- mit Halt und tragen eines schweren Gegenstands - zwei Stufen auf einmal möglich	- zwei Stufen auf einmal ohne Halt möglich

Sammeln von Übungssituationen, Visualisierung und Reflexion

Gemeinsam sammeln nun Trainerinnen und Teilnehmende mögliche Übungssituationen für das Treppensteigen. Die genannten Vorschläge werden auf dem Flipchart durch die Co-Trainerin festgehalten.

Dauer 5–10 Minuten

Organisationsform enger Stuhlkreis

Material laminierte Karte ÜK5: Treppensteigen, Flipchart, Stifte

Visualisierung Wieder gilt es, das *Treppensteigen* nicht einfach so, sondern in einer alltäglichen Situation durchzuführen. Die Teilnehmenden stellen sich die von ihnen gewählte Alltagssituation und den Ort, an dem sie die Übung durchführen möchten, bildlich vor. Danach wird die Übung nochmal gemeinsam durchgeführt. Dazu stehen alle auf. Die Teilnehmenden versetzen sich weiterhin in die von ihnen ausgewählte Situation hinein und wählen eine Übungsvariante für sich, mit der sie sich sicher fühlen. Die Trainerin kann die Visualisierung mit folgenden Fragen unterstützen: Was sehen die Teilnehmenden? Woran halten sie sich fest?

Reflexion Nach der Übung erfolgt eine Reflexion. Dabei beschreiben die Teilnehmenden in einer Blitzlichtrunde, wie die Übung und die Visualisierung für sie waren.

Handlungsplanung Kraft

Ziel ist: Die Teilnehmenden stellen einen Handlungsplan für das *Treppensteigen* auf und tragen diesen in den Übungsplaner ein. In den nächsten Wochen können die Teilnehmenden selbst entscheiden, ob sie die Übung beibehalten möchten oder nicht.

Dauer 5–10 Minuten

Organisationsform halber Stuhlkreis

Material laminierte Karte Z2, Z3, ÜK5

Beispiel Wenn ich die Treppen von der Haustür zur Wohnungstür nach oben gehe, dann gehe ich die Treppen aktiv nach oben.

Die Teilnehmenden halten das *Treppensteigen* sowie die Situationen, in denen diese Übung durchgeführt wird, schriftlich in Form von „Wenn-dann-Sätzen" im Übungsplaner fest. Das Planen der Übung hilft dabei, die Übung regelmäßig durchzuführen und nach und nach zur Gewohnheit werden zu lassen. Die Situationen können von Person zu Person sehr unterschiedlich sein. Die Situation oder die Gelegenheit sollte so spezifisch wie möglich sein.

LiFE-Prinzip Körperliche Aktivität im Alltag steigern – Im Alltag mehr bewegen
Es gibt zwei einfache Regeln, wie die körperliche Aktivität im Alltag gesteigert werden kann: 1. *Mehr bewegen* (insbesondere mehr/häufiger gehen und längere Distanzen gehen) und 2. *weniger sitzen.*

Dauer 0–5 Minuten

Organisationsform halber Stuhlkreis

Material Hinweis: zur körperlichen Aktivität gibt es keine laminierte Karte

Sammeln von möglichen Übungssituationen und Reflexion
Gemeinsam sammeln nun Trainerinnen und Teilnehmende mögliche Übungssituationen in welchen das Prinzip *„Mehr Bewegen"* angewandt werden kann. Die genannten Vorschläge werden auf dem Flipchart durch die Co-Trainerin festgehalten.

Dauer 5 Minuten

Organisationsform halber Stuhlkreis

Material Flipchart, Stifte

Liste der Möglichkeiten für mehr Bewegung im Alltag

- Zu Fuß einkaufen, in die Apotheke oder ins Kino gehen, anstatt das Auto, den Bus oder die U-Bahn zu nehmen
- Beim Busfahren eine Haltestelle früher aussteigen oder eine Bushaltestelle später einsteigen und den restlichen Weg zu Fuß gehen
- Beim Autofahren etwas weiter weg vom eigentlichen Ziel parken und den Rest zu Fuß gehen, z. B. beim Einkaufen den Parkplatz suchen, welcher weiter von der Eingangstüre entfernt ist
- Beim Einkaufen oder auf dem Weg zum Bäcker eine etwas längere Route gehen
- Treppensteigen, anstatt mit dem Aufzug zu fahren
- Bei den Nachbarn vorbeigehen, statt sie anzurufen

- Bei Treffen mit Freunden gemeinsam spazieren gehen oder bei Besuch vor oder nach dem Kaffee eine Runde spazieren gehen
- Strecken öfter gehen, z. B. beim Tischdecken jeden Teller einzeln raustragen oder die gebügelte Wäsche einzeln zum Kleiderschrank tragen

Reflexion Jede Teilnehmende sagt, wie ihr die Idee des *„mehr Bewegens"* im Alltag gefällt und wo oder in welcher spezifischen Situation sie sich mehr bewegen möchten. Zudem kann eine Einschätzung abgegeben werden, wie sicher man ist, dass man ab sofort zu einer selbst gewählten Gelegenheit sich öfters/mehr bewegt.

Handlungsplanung Körperliche Aktivität
Ziel ist: Die Teilnehmenden sollen Handlungspläne für die gesteigerte Bewegung im Alltag aufstellen und diese in den Übungsplaner eintragen. In den nächsten Wochen können die Teilnehmenden selbst entscheiden, ob sie die Übung beibehalten wollen.

Dauer 5 Minuten

Organisationsform halber Stuhlkreis

Material laminierte Karten Z2, Z3

Beispiel Wenn ich morgens zum Bäcker gehe, dann laufe ich einen Umweg durch die X-Y-Straße. Oder Wenn ich zum Einkaufen fahre, dann parke ich mein Auto am anderen Ende des Parkplatzes und trage die Einkaufstaschen dort hin.
Die Teilnehmenden halten das Prinzip, *im Alltag mehr bewegen* sowie die Situationen, in denen dieses Prinzip angewandt werden kann, schriftlich in Form von „Wenn-dann-Sätzen" im Übungsplaner fest. Das Planen hilft dabei, das Prinzip regelmäßig durchzuführen und nach und nach zur Gewohnheit werden zu lassen. Die Situationen können von Person zu Person sehr unterschiedlich sein. Die Situation oder die Gelegenheit sollte so spezifisch wie möglich sein.

4.6.3 Abschluss

Zusammenfassung
Am Ende wird die Einheit noch einmal kurz zusammengefasst und offene Fragen geklärt.

Dauer 5 Minuten

Organisationsform halber Stuhlkreis

Verabschiedung
Verabschiedung der Teilnehmenden mit einem Abschluss-Blitzlicht, in dem alle Teilnehmenden die Möglichkeit haben, zu beschreiben, wie sie die Einheit wahrgenommen haben. Die Teilnehmenden beschreiben außerdem, was sie aus dieser Einheit mitnehmen und was sie sich für die kommende Woche vornehmen.

Dauer 5 Minuten

Organisationsform halber Stuhlkreis

4.7 Einheit 7

In der siebten Einheit des gruppenbasierten LiFE-Programms sollen die Teilnehmenden zunächst ausführlich über ihre Erfahrungen während der vergangenen Übungswoche berichten und sich darüber in der Gruppe austauschen. Dabei werden auch bereits erlernte Übungen wiederholt. Das Trainerinnenteam geht auch auf die Möglichkeiten zur Steigerung der körperlichen Aktivität ein, die in der letzten Einheit eingeführt wurden. Der Hauptteil beginnt mit einem kurzen Theorieblock zum Thema Ressourcen bei der Verhaltensänderung. Danach werden zwei neue LiFE-Übungen, der *Einbeinstand* und das *Muskeln anspannen*, eingeführt. Im Zuge dessen werden die Übungen direkt mit möglichen Alltagssituationen verknüpft. Zuletzt füllen die Teilnehmenden, wie in jeder Einheit, den Übungsplaner aus. Die Trainerin beendet die Stunde mit einem Resümee der Einheit und verabschiedet die Teilnehmenden mit motivierenden Worten in die nächste Übungswoche.

Phase	Inhalte	Zeit (min)
Einführung	Begrüßung Übungswiederholung und Bericht der Teilnehmenden (Was hat gut/weniger gut geklappt?)	35
Hauptteil	Ressourcen für die Verhaltensänderung Einführung Gleichgewichtsübung – Einbeinstand Sammeln von Übungssituationen, Visualisierung und Reflexion Handlungsplanung Gleichgewicht Einführung Kraftübung – Muskeln anspannen Sammeln von Übungssituationen, Visualisierung und Reflexion Handlungsplanung Kraft	45
Abschluss	Zusammenfassung Verabschiedung	10
		90

4.7.1 Einführung

Begrüßung
Begrüßung der Teilnehmenden und kurzer Rückblick auf die letzte Übungswoche.

Dauer 5 Minuten

Organisationsform halber Stuhlkreis

Übungswiederholung und Bericht der Teilnehmenden
Ziel ist die Übungswiederholung, ggf. Korrektur der Übungsausführung, Erfahrungsaustausch der Teilnehmenden, Kennenlernen neuer möglicher Alltagssituationen zum Üben.

Die Trainerin geht die bisher erlernten Übungen theoretisch nacheinander durch, bevor alle Übungen praktisch wiederholt werden. Die Trainerin leitet die Diskussion so, dass eine gute Mischung aus Erfahrungsaustausch und Problemlösen entsteht. Die Funktionalität jeder Übung wird im Rahmen der praktischen Übungswiederholung angesprochen, kann aber bei Bedarf auch schon vorher erläutert werden.

Dauer 25 Minuten

Organisationsform halber Stuhlkreis

Erfahrungsaustausch Die Trainerin fragt die Teilnehmenden, welche positiven Erfahrungen und größten Hürden beim Ausführen der Übung in der vergangenen Woche aufgetreten sind.

- Die Trainerin geht im kurzen Eins-zu-eins mit allen Teilnehmenden auf die positiven Erfahrungen ein, schätzt sie wert und versucht die Hürden zu beseitigen, indem sie gemeinsam mit der Gruppe Lösungsvorschläge diskutiert. Die Teilnehmenden entscheiden jedoch am Ende selbst, welchen Lösungsvorschlag sie annehmen.
- Alle Teilnehmenden, die die besprochene Übung durchgeführt haben, teilen ihre Erfahrungen zu dieser Übung ebenfalls mit der Gruppe.

Praktische Übungswiederholung Die Trainerin leitet die Übungen der letzten beiden Einheiten (*Über Gegenstände steigen vorwärts, rückwärts sowie seitwärts, Auf den Fersen stehen oder gehen* und *Treppensteigen*) nacheinander an, wiederholt dabei die Funktionalität und betont die Wichtigkeit der Visualisierung jeder Übung.

Alle Teilnehmenden führen gemeinsam die Übungen auf ihrem individuellen Schwierigkeitsgrad durch. Teilnehmende, die nicht wissen, auf welchem Level sie sind, erhalten Anweisung vom Trainerinnenteam gemäß Level 0 (praktische Wiederholung). Die Co-Trainerin unterstützt und notiert den Schwierigkeitsgrad der Teilnehmenden. Die Trainerin ermutigt die Teilnehmenden, die ihre Übung sicher durchführen, den nächsten Schwierigkeitsgrad auszuführen.

Die Teilnehmenden passen ggf. einen oder mehrere Handlungspläne im Übungsplaner an.

4.7.2   Hauptteil

Ressourcen der Verhaltensänderung (Abb. 4.2)
Auf dem Weg zu einem aktiven Lebensstil können verschiedene Ressourcen dabei
helfen, die Übungen aus dem LiFE-Programm langfristig durchzuführen. Mit Ressourcen sind verschiedene Dinge gemeint: Es können persönliche Fähigkeiten, Ei-
genschaften oder auch soziale Kontakte sein. Themen dabei sind die Motivation, die
Selbstwirksamkeit, das Wissen und die Fertigkeiten, welche die Teilnehmenden
sich während dem LiFE-Programm angeeignet haben.

Dauer   10 Minuten

Organisationsform   halber Stuhlkreis

Ablauf   Das Trainerinnenteam steht mittig vor dem Halbkreis. Die Trainerin erklärt
die unterschiedlichen Ressourcen, stellt Fragen, moderiert die Diskussion und ermutigt alle Teilnehmenden sich einzubringen. Die Co-Trainerin entwickelt parallel
dazu eine Mindmap und notiert die Antworten der Teilnehmenden auf die Fragen
der Trainerin auf dem Flipchart und ergänzt gegebenenfalls weitere Punkte auf
der Liste.

Materialien   Flipchart, Stifte, laminierte Karte Z1

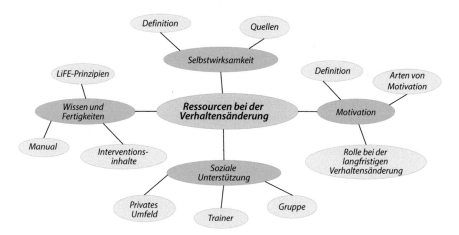

Abb. 4.2   Ressourcen der Verhaltensänderung

Was ist Motivation?

- Motivation ist die Kraft, die einen antreibt, Ziele in die Tat umzusetzen.
- Sie bestimmt das Handeln in der Richtung (Was mache ich?), Intensität (Wie oft mache ich es?) und Dauer (Wann fange ich an? Wie lange mache ich etwas? Wann höre ich auf?).

Gruppendiskussion Die Trainerin stellt folgende Frage an die Teilnehmenden: „Was war Ihre Motivation an dem LiFE-Programm teilzunehmen? Hat sich Ihre Motivation seit Beginn des Programms geändert?"

Aus wissenschaftlicher Sicht gibt es verschiedene Arten der Motivation. Auf der einen Seite gibt es die extrinsische Motivation, die komplett durch äußere Einflüsse, z. B. Geld oder den Druck durch andere Personen, erzeugt wird. Auf der anderen Seite gibt es die intrinsische Motivation, die aus einer Person heraus entsteht. Die Tätigkeit wird dann aus dem reinen Zweck der Tätigkeit selbst ausgeführt. Das beste Beispiel für intrinsische motivierte Tätigkeiten ist das Spielen. Kinder, die spielen, wollen damit nichts bestimmtes Erreichen, sie wollen einfach nur spielen. Im LiFE-Programm könnte sich intrinsische Motivation so äußern, dass man an den LiFE-Übungen selbst oder an der erhöhten körperlichen Aktivität an sich Freude hat. Es gibt dazwischen auch verschiedene andere Formen der Motivation, die eher in Richtung Fremd- oder Selbstmotivation für eine bestimmte Tätigkeit geht. Zu den intrinsisch motivierten Handlungen gehört beispielsweise, sich konform mit persönlich wichtigen Werten (z. B. einen gesunden und aktiven Lebensstil führen) zu verhalten oder bestimmte Zielzuständen (z. B. möglichst lange eigenständig den Alltag bewältigen) zu erreichen. Auch Gründe bzw. Motive, am LiFE-Programm teilzunehmen, können weniger oder mehr intrinsisch motiviert sein, zum Beispiel, wenn Angehörige oder Verwandte anraten, am Programm teilzunehmen oder man sich selbst zu einem aktiveren Lebensstil entschließt. Als letztes bleibt zur Motivation zu sagen, dass intrinsische Motivation die Wahrscheinlichkeit der dauerhaften Durchführung der LiFE-Übungen erhöht. Umso mehr die Teilnehmende den Nutzen von dem LiFE-Programm und einem aktiven Lebensstil für sich selbst erkennt, desto wahrscheinlicher ist es, dass die Übungen langfristig erfolgreich in den Alltag integriert werden.

Die zweite Ressource ist die **Selbstwirksamkeit**.

Gruppendiskussion Die Trainerin stellt folgende Frage an die Teilnehmenden: „Kann sich jemand von Ihnen etwas unter der Selbstwirksamkeit vorstellen?"

Hintergrundinformationen Selbstwirksamkeit

- Definition: die Erwartung, eine Aufgabe aufgrund eigener Fähigkeiten erfolgreich bewältigen zu können, bzw. der Glaube an die eigene Kompetenz/ Wirksamkeit.

- Entwickelt sich durch allmählichen Erwerb von komplexen Fähigkeiten (z. B. kognitiv, physiologisch).
- Selbstwirksamkeit und Leistung beeinflussen sich gegenseitig positiv, d. h., wenn eine Person eine höhere Selbstwirksamkeit hat, zeigt sie wahrscheinlicher gute Leistung und umgekehrt.
- Beispiel: Eine Person schafft den Tandemstand ohne Festhalten → Erfolgserlebnis → Erwartung und Glaube daran, es beim nächsten Üben wieder zu schaffen.
- Die Selbstwirksamkeit gilt als wichtiger Prädiktor für körperliche Aktivität bei Erwachsenen (Bauman et al. 2012).
- Die Rolle von Selbstwirksamkeit für körperliche Aktivität wird im Alter größer (Schwarzer und Renner 2000).

Selbstwirksamkeit ist der Glaube daran, dass man eine bestimmte Aufgabe gut meistern kann. Vor allem in schwierigen Situationen ist Selbstwirksamkeit entscheidend. Personen mit höherer Selbstwirksamkeit schaffen es eher, auch bei Rückschlägen weiterzumachen und damit die Verhaltensänderung auf Dauer aufrechtzuerhalten.

Wie kann die Selbstwirksamkeit gesteigert werden?

- Eigene Erfolgserlebnisse
- Erfolgserlebnisse von anderen, also Vorbildern
- Positiven Zuspruch von sich selbst oder anderen
- Positive Gefühle in Bezug auf die LiFE-Übungen: mit Spaß und Freude steigt auch die Erfolgswahrscheinlichkeit
- Realistische Ziele, die auch wirklich erreicht werden können

Wichtige Ressourcen sind auch das **Wissen** und die **Fertigkeiten**, welche sich die Teilnehmenden im Rahmen des LiFE-Programms aneignen. Ganz einfache Beispiele sind die LiFE-Prinzipien (siehe Online-Material, laminierte Karten) und das Anpassen der Schwierigkeit an den Trainingsfortschritt.

Zuletzt können auch **soziale Kontakte** eine große Hilfe bei einer Verhaltensänderung sein. Andere Personen können Teilnehmende dazu bewegen, überhaupt erst über einen aktiven Lebensstil nachzudenken oder am LiFE-Programm teilzunehmen. Das können sowohl Personen aus dem privaten Umfeld, aber auch die Trainerinnen und Teilnehmende sein.

Einführung Gleichgewichtsübung – Einbeinstand
Der *Einbeinstand* trainiert das statische Gleichgewicht. Er trainiert zudem die Rumpf- und Beinmuskulatur (v. a. Gesäß, vordere/innere/äußere Oberschenkelmuskulatur sowie das Fußgelenk).

Dauer 5–10 Minuten

Organisationsform halber Stuhlkreis; Teilnehmende stehen frontal hinter ihrem Stuhl. Die Trainerin steht während der Demonstration vor dem halben Stuhlkreis, für alle gut sichtbar.

Teilnehmerhandbuch Den Einbeinstand finden Sie auf der Seite 26 im Teilnehmerhandbuch (Clemson et al. 2018a).

Prinzip die Unterstützungsfläche verkleinern

Material laminierte Karte ÜG3: Einbeinstand
Die Trainerin erklärt die Funktionalität der Übung sowie die Sicherheitsaspekte. Während die Trainerin die unterschiedlichen Schwierigkeitsgrade demonstriert und die Teilnehmenden diese austesten, geht die Co-Trainerin in der Gruppe herum, korrigiert die Teilnehmenden und notiert sich die entsprechenden Schwierigkeitsgrade der einzelnen Teilnehmenden.

Sicherheitsaspekt

- Ausreichend Abstand zwischen den Teilnehmenden
- Festhaltemöglichkeit muss gegeben sein
- Ständige Korrektur durch das Trainerinnenteam

Tipp bei Unsicherheit

– Anfangs wird das Bein nur leicht vom Boden abgehoben.
– Um das Gleichgewichts besser halten zu können, kann ein Punkt in der Ferne vor fixiert werden.

Bewegungsbeschreibung (BBS) Einbeinstand

– Stellen Sie sich **aufrecht** hin. – Verlagern Sie Ihr **Gewicht auf ein Bein** (= Standbein) – **Beugen** Sie Ihr **Standbein leicht** – Heben Sie das **andere Bein** langsam ein Stück **vom Boden** ab, indem Sie es nach hinten ziehen. – Die **Oberschenkel** befinden sich **auf einer Linie.** – Stehen Sie auf einem Bein. – Bleiben Sie weiterhin **gerade** und **aufrecht stehen** – Ihre **Knie berühren** sich **nicht.** – **Hüfte** bleibt **gerade.**	**Knotenpunkte:** – Aufrecht. – Gewicht auf ein Bein. – Standbein leicht gebeugt. – Anderes Bein vom Boden. – Oberschenkel auf einer Linie. – Gerade, aufrecht stehen. – Knie berühren sich nicht. – Hüfte gerade. – Demonstration von Level 0.

Schwierigkeitsgrad Einbeinstand

Level 0	Level 1	Level 2	Level 3
- nicht möglich - mit Halt möglich + BBS	- mit zeitweiligem Halt möglich	- ohne Halt möglich	- ohne Halt + Zusatzaufgabe möglich

Sammeln von Übungssituationen, Visualisierung und Reflexion
Gemeinsam sammeln nun Trainerinnen und Teilnehmende mögliche Übungssituationen für den Einbeinstand. Die genannten Vorschläge werden auf dem Flipchart durch die Co-Trainerin festgehalten.

Dauer 5 Minuten

Organisationsform halber Stuhlkreis

Material laminierte Karte ÜG3: Einbeinstand, Flipchart, Stifte

Visualisierung Wieder gilt es nun, den *Einbeinstand* nicht einfach so, sondern in einer alltäglichen Situation durchzuführen. Die Teilnehmenden sollen sich die von ihnen gewählte Alltagssituation und den Ort, an dem sie die Übung durchführen, bildlich vorstellen. Dann wird die Übung nochmal gemeinsam durchgeführt. Dazu stehen alle auf. Die Teilnehmenden versetzen sich weiterhin in die von ihnen ausgewählte Situation hinein und wählen eine Übungsvariante für sich, mit der sie sich sicher fühlen. Die Trainerin kann die Visualisierung mit folgenden Fragen unterstützen: Was sehen die Teilnehmenden? Woran halten sie sich fest?

Reflexion Nach der Übung erfolgt eine Reflexion. Dabei beschreiben die Teilnehmenden in einer Blitzlichtrunde, wie die Übung und die Visualisierung für sie waren.

Handlungsplanung Gleichgewicht
Ziel ist: Die Teilnehmenden sollen einen Handlungsplan für den *Einbeinstand* aufstellen und diese in den Übungsplaner eintragen. In der nächsten Woche können die Teilnehmenden selbst entscheiden, ob sie die Übung beibehalten möchten oder nicht.

Dauer 5 Minuten

Organisationsform halber Stuhlkreis

Material laminierte Karten Z2, Z3, ÜG3

Beispiel Wenn ich auf das Teewasser warte, dann übe ich den *Einbeinstand* und versuche mich dabei nicht an der Arbeitsfläche festzuhalten.

Die Teilnehmenden halten den *Einbeinstand*, sowie die Situationen, in denen diese Übung durchgeführt wird, schriftlich in Form von „Wenn-dann-Sätzen" im Übungsplaner fest. Das Planen der Übung hilft dabei, die Übung regelmäßig durchzuführen und nach und nach zur Gewohnheit werden zu lassen. Die Situationen können von Person zu Person sehr unterschiedlich sein. Die Situation oder die Gelegenheit sollte so spezifisch wie möglich sein.

Einführung Kraftübung – Muskeln anspannen

Die Übung das *Muskeln Anspannen* ist ein bewusstes Anspannen der Muskulatur. Es dient zur besseren Wahrnehmung der Muskelspannung, der Muskelkraft (und -ausdauer) und verhilft zudem zu einer besseren Körperhaltung.

Dauer 10 Minuten

Organisationsform Stuhlkreis; Teilnehmende sitzen auf ihrem Stuhl; Die Trainerin sitzt mit im Stuhlkreis, für alle gut sichtbar.

Teilnehmerhandbuch Das Muskelanspannen finden Sie auf der Seite 84 im Teilnehmerhandbuch (Clemson et al. 2018a).

Prinzip Bewegungen häufiger durchführen, Bewegungen mit zwischenzeitlichem Innehalten durchführen, Bewegung langsam durchführen.

Material Hinweis: Zur Übung das *Muskeln Anspannen* gibt es keine laminierten Karten.

Die Trainerin erklärt die Funktionalität der Übung, sowie die Sicherheitsaspekte. Während die Trainerin die unterschiedlichen Schwierigkeitsgrade demonstriert und die Teilnehmenden diese austesten, geht die Co-Trainerin in der Gruppe herum, korrigiert die Teilnehmenden.

Sicherheitsaspekt

- Ausreichend Abstand zwischen den Teilnehmenden
- Ständige Korrektur durch das Trainerinnenteam

Tipps bei Unsicherheit

- Zu Beginn das Gesäß weiter hinten auf dem Stuhl platzieren (Übungen fallen leichter)
- Mit mehr Sicherheit/Kraft Gesäß wieder näher Richtung Stuhlmitte platzieren

Fußgelenke bewegen Eine einfache Möglichkeit, die Muskulatur im Sitzen zu trainieren, ist das Bewegen der Fußgelenke (Venenpumpe). Eine starke Fußmuskulatur führt nicht nur zu einem verbesserten Gleichgewicht und mehr Stabilität beim Gehen, sondern beugt auch Schmerzen und Beschwerden in den Füßen vor. Zudem wird dadurch die „Venenpumpe" aktiviert.

Bewegungsbeschreibung (BBS) Muskeln anspannen - Fußgelenke bewegen

– Setzen Sie sich **aufrecht** auf den mittleren/hinteren Teil Ihres Stuhles.
– Platzieren Sie Ihre **Füße hüftbreit nebeneinander** auf den Boden.
– Ziehen Sie die **Zehen /Fersen nach oben.**
– **Halten** Sie einige Sekunden (**3-5 Sek.**).
– **Senken** Sie Ihre **Zehen/Fersen** wieder ab.
– **Wiederholen** Sie die Übung mehrfach.

Knotenpunkte:
- Aufrecht.
- Füße hüftbreit nebeneinander.
- Zehen/Fersen nach oben.
- Halten (3-5 Sek.).
- Zehen/Fersen senken.
- Wiederholen.

Knie beugen und strecken Durch das Beugen und Strecken der Knie kann ebenfalls die Beinmuskulatur, speziell die vordere Oberschenkelmuskulatur, trainiert werden. Das Beugen und Strecken gibt dem Knie vor allem in der Einbeinstandphase beim Gehen vermehrt Stabilität.

Bewegungsbeschreibung (BBS) Muskeln anspannen - Knie beugen und strecken

– Setzen Sie sich **aufrecht** auf den mittleren/hinteren Teil Ihres Stuhles.
– Platzieren Sie Ihre **Füße hüftbreit nebeneinander** auf den Boden.
– **Strecken** Sie ein **Bein gerade nach vorne** aus, so dass Sie die **Spannung** im Oberschenkel spüren.
– Die **Zehenspitzen** zeigen **nach oben** und **leicht Richtung Körper**
– **Halten** Sie die Position für einige Sekunden (**3-5 Sek.**)
– Stellen Sie Ihr **Bein langsam** wieder **auf** den **Boden.**
– **Wiederholen** Sie die Übung mehrfach (über die Situationen).

Knotenpunkte:
- Aufrecht.
- Füße hüftbreit nebeneinander.
- Bein gerade nach vorne Strecken, Spannung halten.
- Zehenspitzen nach oben, leicht Richtung Körper.
- Halten (3-5 Sek.).
- Bein langsam auf Boden.
- Wiederholen.

Anmerkung: Die Beine einzeln nacheinander nach oben heben und nicht gleichzeitig, da sonst die Bauchmuskulatur trainiert wird.

Gesäßmuskeln anspannen Außerdem können die Gesäßmuskeln auch im Sitzen ohne Bewegung des Körpers trainiert werden. Diese dienen nicht nur als Sitzpolster, sondern man benötigt sie in fast allen alltäglichen Aktivitäten, wie Gehen, Treppensteigen oder Aufstehen. Sitzphasen sollen also genutzt werden, um die Gesäßmuskulatur effektiv und gezielt anzuspannen. Diese Übung kann immer und überall durchgeführt werden, ohne, dass es andere bemerken.

Bewegungsbeschreibung (BBS) Muskeln anspannen - Gesäßmuskeln anspannen

– Setzen Sie sich **aufrecht** auf den mittleren/hinteren Teil Ihres Stuhles.   – Platzieren Sie Ihre **Füße hüftbreit nebeneinander** auf den Boden.   – **Spannen** Sie die **Gesäßmuskeln** an und **halten** Sie die Spannung für einige Sekunden **(3-5 Sek.)**.   – **Lösen** Sie die **Spannung** und **Wiederholen** Sie die Übung mehrfach.

Knotenpunkte:
– Gesäßmuskeln anspannen und halten (3-5 Sek.).
– Spannung lösen, Wiederholen.

Anmerkung: Bei allen drei Varianten der Übung *Muskeln Anspannen* gibt es keine unterschiedlichen Schwierigkeitsgrade.

Sammeln von Übungssituationen, Visualisierung und Reflexion
Gemeinsam sammeln nun Trainerinnen und Teilnehmende mögliche Übungssituationen für das Muskeln anspannen. Die genannten Vorschläge werden auf dem Flipchart durch die Co-Trainerin festgehalten.

Dauer 5 Minuten

Organisationsform Stuhlkreis

Material Flipchart, Stifte

Visualisierung Die Teilnehmenden sollen sich für eine der drei Übungsvarianten entscheiden. Dabei sollte die Variante gewählt werden, die am besten in den individuellen Tagesablauf passt. Wieder gilt es nun, das *Muskeln anspannen* nicht einfach so, sondern in einer alltäglichen Situation durchzuführen. Die Teilnehmenden stellen sich die von ihnen gewählte Alltagssituation und den Ort, an dem sie die Übung durchführen möchten, bildlich vor. Danach wird die Übung nochmal gemeinsam durchgeführt. Die Teilnehmenden versetzen sich weiterhin in die von ihnen ausgewählte Situation hinein und wählen eine Übungsvariante für sich, mit der sie sich sicher fühlen. Die Trainerin kann die Visualisierung mit folgenden Fragen unterstützen: Was sehen die Teilnehmenden? Woran halten sie sich fest?

Reflexion Nach der Übung erfolgt eine Reflexion. Dabei beschreiben die Teilnehmenden in einer Blitzlichtrunde, wie die Übung und die Visualisierung für sie waren.

Handlungsplanung Kraft

Ziel ist: Die Teilnehmenden stellen einen Handlungsplan für das *Muskeln anspannen* auf und tragen diesen in den Übungsplaner ein. In der nächsten Woche können die Teilnehmenden selbst entscheiden, ob sie die Übung beibehalten möchten oder nicht.

Dauer 5 Minuten

Organisationsform Stuhlkreis

Material laminierte Karten Z2, Z3

Beispiel Wenn ich eine Tasse Kaffee trinke, dann spanne ich immer wieder meine Gesäßmuskulatur an.

Die Übung das *Muskeln anspannen* sowie die Situationen, in denen diese Übung durchgeführt wird, soll wieder schriftlich, in Form von „Wenn-dann-Sätzen" festgehalten werden. Das Planen der Übung hilft dabei, die Übung regelmäßig durchzuführen und nach und nach zur Gewohnheit werden zu lassen. Die Situationen können von Person zu Person sehr unterschiedlich sein. Die Situation oder die Gelegenheit sollte so spezifisch wie möglich sein.

4.7.3 Abschluss

Zusammenfassung
Am Ende wird die Einheit noch einmal kurz zusammengefasst und offene Fragen geklärt.

Dauer 5 Minuten

Organisationsform Stuhlkreis

Verabschiedung
Verabschiedung der Teilnehmenden mit einem Abschluss-Blitzlicht, in dem alle Teilnehmenden die Möglichkeit haben, zu beschreiben, wie sie die Einheit wahrgenommen haben. Die Teilnehmenden beschreiben außerdem kurz, was sie aus dieser Einheit mitnehmen und was sie sich für die kommende Woche vornehmen.

Dauer 5 Minuten

Organisationsform Stuhlkreis

4.8   Einheit 8

In der achten Einheit des gruppenbasierten LiFE-Programms sollen die Teilnehmenden zunächst ausführlich über ihre Erfahrungen während der vergangenen Übungswoche berichten und sich darüber in der Gruppe austauschen. Dabei werden auch die bereits erlernten Übungen wiederholt. Der Hauptteil beginnt mit einem kurzen Theorieblock zum Thema Gewohnheitsbildung. Danach wird eine neue LiFE-Übung, das Seitwärts gehen sowie das *im Alltag weniger Sitzen*, eingeführt. Im Zuge dessen werden die Übungen direkt mit möglichen Alltagssituationen verknüpft. Zuletzt füllen die Teilnehmenden, wie in jeder Einheit, den Übungsplaner aus. Die Trainerin beendet die Stunde mit einem Resümee der Einheit und verabschiedet die Teilnehmenden mit motivierenden Worten in die nächste Übungswoche.

Phase	Inhalte	Zeit (min)
Einführung	Begrüßung Übungswiederholung und Bericht der Teilnehmenden (Was hat gut/weniger gut geklappt?)	30
Hauptteil	Gewohnheitsbildung Einführung Kräftigungsübung – Seitwärts-Gehen Sammeln von Übungssituationen, Visualisierung und Reflexion Handlungsplanung Kraft LiFE-Prinzip Körperliche Aktivität im Alltag steigern – Im Alltag weniger sitzen Sammeln von Übungssituationen und Reflexion Handlungsplanung Körperliche Aktivität	50
Abschluss	Zusammenfassung Verabschiedung	10
		90

4.8.1   Einführung

Begrüßung
Begrüßung der Teilnehmenden und kurzer Rückblick auf die letzte Übungswoche.

Dauer 5 Minuten

Organisationsform halber Stuhlkreis

Übungswiederholung und Bericht der Teilnehmenden
Ziel ist die Übungswiederholung, ggf. Korrektur der Übungsausführung, Erfahrungsaustausch der Teilnehmenden, Kennenlernen neuer möglicher Alltagssituationen zum Üben.

Die Trainerin geht die bisher erlernten Übungen theoretisch nacheinander durch, bevor alle Übungen praktisch wiederholt werden. Die Trainerin leitet die Diskussion so, dass eine gute Mischung aus Erfahrungsaustausch und Problemlösen entsteht. Die Funktionalität jeder Übung wird im Rahmen der praktischen Übungswiederholung angesprochen, kann aber bei Bedarf auch schon vorher erläutert werden.

Dauer 25 Minuten

Organisationsform halber Stuhlkreis

Erfahrungsaustausch Die Trainerin fragt die Teilnehmenden, welche positiven Erfahrungen und größten Hürden beim Ausführen der Übung in der vergangenen Woche aufgetreten sind.

- Die Trainerin geht im kurzen Eins-zu-eins mit allen Teilnehmenden auf die positiven Erfahrungen ein, schätzt sie wert und versucht die Hürden zu beseitigen, indem sie gemeinsam mit der Gruppe Lösungsvorschläge diskutiert. Die Teilnehmenden entscheiden jedoch am Ende selbst, welchen Lösungsvorschlag sie annehmen.
- Alle Teilnehmenden, die die besprochene Übung durchgeführt haben, teilen ihre Erfahrungen zu dieser Übung ebenfalls mit der Gruppe.

Praktische Übungswiederholung Die Trainerin leitet die Übungen der letzten beiden Einheiten *(Einbeinstand, Treppensteigen und Muskeln anspannen)* nacheinander an, wiederholt dabei die Funktionalität und betont die Wichtigkeit der Visualisierung jeder Übung.

Alle Teilnehmenden führen gemeinsam die Übungen auf ihrem individuellen Schwierigkeitsgrad durch. Teilnehmende, die nicht wissen, auf welchem Level sie sind, erhalten Anweisung vom Trainerinnenteam gemäß Level 0 (praktische Wiederholung). Die Co-Trainerin unterstützt und notiert den Schwierigkeitsgrad der Teilnehmenden. Die Trainerin ermutigt die Teilnehmenden, die ihre Übung sicher durchführen, den nächsten Schwierigkeitsgrad auszuführen.

Die Teilnehmenden passen ggf. einen oder mehrere Handlungspläne im Übungsplaner an.

4.8.2 Hauptteil

Gewohnheitsbildung

Die Trainerin nimmt Bezug auf die Idee von LiFE, neue, aktive Bewegungsgewohnheiten zu etablieren. Das LiFE-Programm nutzt Gewohnheiten, um die langfristige Aufrechterhaltung der Übungen zu gewährleisten. Viele strukturierte Trainingsprogramme, die sich auf einen bestimmten Zeitraum beschränken, berücksichtigen den Aspekt der langfristigen Verhaltensänderung nicht. Nachdem die Programme vorbei sind, fällt es den Personen meist schwer, die Übungen selbstständig weiterzumachen. Mit der Alltagsintegration der Übungen soll genau das verhindert werden: durch die Koppelung der Übungen an den Alltag soll eine langfristige Gewohnheit geschaffen werden.

Dauer 10 Minuten

Organisationsform halber Stuhlkreis

Ablauf Das Trainerinnenteam steht mittig vor dem Halbkreis. Die Trainerin moderiert die Diskussion und ermutigt alle Teilnehmenden, sich einzubringen. Die Co-Trainerin notiert die Antworten auf dem Flipchart und ergänzt gegebenenfalls weitere Punkte auf der Liste.

Materialien Flipchart, Stifte

Gruppendiskussion Die Trainerin stellt folgende Frage an die Teilnehmenden: „Was meinen Sie macht eine Gewohnheit aus?"

Eine Gewohnheit zeichnet sich dadurch aus, dass man nur beschränkt Kontrolle über die Initiierung und die Ausführung der Handlung hat. Zusätzlich hat man keine Absicht, die Handlung auszuführen, sondern macht es einfach automatisch. Oftmals wird eine Gewohnheit gar nicht wahrgenommen z. B. beim Autofahren, beim Tür abschließen oder beim Herdplatte ausmachen.

Warum gibt es aber Gewohnheiten überhaupt? Unser Gehirn ist im Alltag oft mit unzähligen Entscheidungen und Aufgaben ausgelastet. Eine Gewohnheit, die automatisch und ohne Nachdenken ausgeführt wird, belastet die Kapazität des Gehirns nicht zusätzlich, was mehr Freiraum für andere Dinge gibt.

Die automatische Ausführung, die eigentlich einen Vorteil bringt, kann aber auch zum Nachteil werden, zum Beispiel, wenn die Ausführung der LiFE-Übungen nicht mehr beachtet wird. Dann können schnell Fehler entstehen, die auf Dauer nicht zum gewünschten Ergebnis führen oder sogar schaden. Deshalb ist es wichtig, trotz der etablierten Gewohnheit bei der Durchführung der LiFE-Übungen immer wieder bewusst auf die korrekte Übungsausführung zu achten, damit sich keine Fehler einschleichen.

Fazit: Die LiFE-Übungen sollen zu einer Gewohnheit werden, weil dies für die langfristige Aufrechterhaltung wichtig ist. Trotzdem sollten die Übungen so gut es geht bewusst durchgeführt werden, um zu überprüfen, ob die LiFE-Übungen korrekt und auf einem Niveau durchgeführt werden, dass die Teilnehmende fordern.

Einführung Kräftigungsübung – Seitwärts gehen

Das *Seitwärts gehen* trainiert die innere und äußere Oberschenkel-, Gesäß-, und Rumpfmuskulatur.

Dauer 10 Minuten

Organisationsform Stuhlkreis; Teilnehmende stehen frontal hinter ihrem Stuhl. Die Trainerin steht während der Demonstration innerhalb des Stuhlkreises, für alle gut sichtbar.

Teilnehmerhandbuch Das Seitwärts gehen finden Sie auf der Seite 82 im Teilnehmerhandbuch (Clemson et al. 2018a).

Prinzip Bewegung häufiger durchführen, Bewegung mit zwischenzeitlichem Innehalten durchführen, Bewegung langsamer durchführen, Bewegungen mit einem größeren Bewegungsradius durchführen.

Material laminierte Karte ÜK6: Seitwärts-Gehen
Die Trainerin erklärt die Funktionalität der Übung sowie die Sicherheitsaspekte. Während die Trainerin die unterschiedlichen Schwierigkeitsgrade demonstriert und die Teilnehmenden diese austesten, geht die Co-Trainerin in der Gruppe herum, korrigiert die Teilnehmenden.

Sicherheitsaspekt

- Ausreichend Abstand zwischen den Teilnehmenden
- Festhaltemöglichkeit muss gegeben sein
- Ständige Korrektur durch das Trainerinnenteam
- Langsames, kontrolliertes Seitwärts gehen
- Boden frei von Hindernissen
- Hinweis Hüftpatienten: langsame und nicht zu große Seitwärtsbewegung des Beines

Tipp bei Unsicherheit

- Zu Beginn als Orientierung auf den Boden blicken
- Festhalten
- Anfangs den Bewegungsradius recht klein halten, mit zunehmender Sicherheit Radius vergrößern

Bewegungsbeschreibung (BBS) Seitwärts gehen

– Stellen Sie sich **aufrecht** hin. – Führen Sie **ein Bein zur Seite**, machen Sie einen (mind. schulterbreiten) Schritt zur Seite indem Sie Ihr Gewicht verlagern. – Ziehen Sie dabei das **Bein** so gut es geht **seitlich nach oben, das Knie** ist dabei **gestreckt**. – **Setzen** Sie das **andere Bein nach.** – Achten Sie darauf, dass Ihre **Hüfte nach vorne** zeigt und die **Füße parallel** zueinander sind, **Zehenspitzen** zeigen **nach vorne** (Oberkörper nicht verdrehen). – **Wechseln** Sie die **Seite** und beginnen Sie mit der Bewegung in die entgegengesetzte Richtung.	**Knotenpunkte:** – Aufrecht. – Ein Bein zur Seite und nach oben, Knie gestreckt. – Anderes Bein nachsetzen. – Hüfte nach vorne, Füße parallel, Zehenspitzen nach vorne. – Seitenwechsel. – Demonstration von Level 0.

Schwierigkeitsgrad Seitwärts gehen

Level 0	Level 1	Level 2	Level 3	Level 4	Level 5
- nicht möglich - mit Halt Schrittbreite: $\leq$ schulterbreit möglich +BBS	- mit Halt Schrittbreite: > schulterbreit möglich	- ohne Halt Schrittbreite: > schulterbreit möglich	- ohne Halt Schrittbreite: $\leq$ schulterbreit und einer Dauer von mind. 5 Sekunden möglich	- ohne Halt Schrittbreite: > schulterbreit und einer Dauer von mind. 5 Sekunden möglich	- ohne Halt Schrittbreite: > schulterbreit und einer Dauer von mind. 10 Sekunden möglich

Sammeln von Übungssituationen, Visualisierung und Reflexion
Gemeinsam sammeln nun Trainerinnen und Teilnehmende mögliche Übungssituationen für das Seitwärts gehen. Die genannten Vorschläge werden auf dem Flipchart durch die Co-Trainerin festgehalten.

Dauer 5–10 Minuten

Organisationsform halber Stuhlkreis

Material laminierte Karte ÜK6: Seitwärts gehen, Flipchart, Stifte

Visualisierung Wieder gilt es nun, das *Seitwärts gehen* nicht einfach so, sondern in einer alltäglichen Situation durchzuführen. Die Teilnehmenden stellen sich die von ihnen gewählte Alltagssituation und den Ort, an dem sie die Übung durchführen möchten, bildlich vor. Danach wird die Übung nochmal gemeinsam durchgeführt. Dazu stehen alle auf. Die Teilnehmenden versetzen sich weiterhin in die ihnen ausgewählte Situation hinein und wählen eine Übungsvariante für sich, mit der sie sich sicher fühlen. Die Trainerin kann die Visualisierung mit folgenden Fragen unterstützen: Was sehen die Teilnehmenden? Woran halten sie sich fest?

Reflexion Nach der Übung erfolgt eine Reflexion. Dabei beschreiben die Teilnehmenden in einer Blitzlichtrunde, wie die Übung und die Visualisierung für sie waren.

Handlungsplanung Kraft
Ziel ist, die Teilnehmenden stellen einen Handlungsplan für das *Seitwärts gehen* auf und tragen diesen in den Übungsplaner ein. In der nächsten Einheit können die Teilnehmenden selbst entscheiden, ob sie die Übung beibehalten möchten oder nicht.

Dauer 5 Minuten

Organisationsform halber Stuhlkreis

Material laminierte Karten Z2, Z3, ÜK6

Beispiel Wenn ich das Bett mache, dann gehe ich seitwärts am Bett entlang.

Die Teilnehmenden halten das *Seitwärts gehen*, sowie die Situationen, in denen diese Übung durchgeführt wird, schriftlich in Form von „Wenn-dann-Sätzen" im Übungsplaner fest. Das Planen der Übung hilft dabei, die Übung regelmäßig durchzuführen und nach und nach zur Gewohnheit werden zu lassen. Die Situationen können von Person zu Person sehr unterschiedlich sein. Die Situation oder die Gelegenheit sollte so spezifisch wie möglich sein.

LiFE-Prinzip Körperliche Aktivität im Alltag steigern – Im Alltag weniger sitzen

Lange Sitzperioden vor Fernseher oder Computer, Büroarbeit, Lesen und sehr häufige Nutzung motorisierter Transportmöglichkeiten (Auto, Bus, Bahn usw.) wirken sich negativ auf die Muskeln, Knochengesundheit, Blutzirkulation und das Herzkreislaufsystem aus. Ziel des LiFE-Programms ist es, die tägliche Sitzzeit zu reduzieren und insbesondere längere Sitzphasen immer wieder zu unterbrechen. Viele Studien zeigen positive Auswirkungen auf die Gesundheit, wenn lange Sitzphasen vermieden oder unterbrochen werden. Es geht also darum, lange Phasen der Inaktivität mit Aktivtäten wie Stehen oder Gehen zu unterbrechen. In diesen Zeiträumen können auch LiFE-Kraft- oder Gleichgewichtsübungen durchgeführt werden.

Dauer 5 Minuten

Organisationsform halber Stuhlkreis

Material Hinweis: zur körperlichen Aktivität gibt es keine laminierte Karte

Sammeln von Übungssituationen und Reflexion

Es sollen nun zusammen mögliche Vorschläge überlegt werden, in welchen Situationen das Prinzip „weniger sitzen" angewandt werden kann. Die genannten Vorschläge werden auf dem Flipchart durch die Co-Trainerin festgehalten.

Dauer 5–10 Minuten

Organisationsform halber Stuhlkreis

Material Flipchart, Stifte

Mögliche Alltagssituationen

- Die Fernbedienung direkt am Fernseher platzieren, um für Programmwechsel aufstehen zu müssen
- Im Stehen/Gehen telefonieren
- Post im Stehen lesen
- In Werbepausen aufstehen, um Trinken zu holen oder auf die Toilette zu gehen

- Kreuzworträtsel im Stehen lösen
- Nach jedem gelesenen Kapitel im Buch oder nach jedem Artikel in der Zeitung einmal aufstehen

Reflexion Jede Teilnehmende sagt, wie ihr die Idee des *„weniger Sitzens"* im Alltag gefällt und wo oder in welcher spezifischen Situation sie weniger sitzen möchten. Zudem kann eine Einschätzung abgegeben werden, wie sicher man ist, dass man ab sofort zu einer selbst gewählten Gelegenheit öfter aufsteht.

Handlungsplanung Körperliche Aktivität
Ziel ist, die Teilnehmenden sollen Handlungspläne für das *weniger Sitzen* im Alltag aufstellen und diese in den Übungsplaner eintragen. In den nächsten Wochen können die Teilnehmenden selbst entscheiden, ob sie die Übung beibehalten wollen.

Dauer 5 Minuten

Organisationsform halber Stuhlkreis

Material laminierte Karten Z2, Z3

Beispiel Wenn ich ein Kapitel eines Buches fertiggelesen habe, dann stehe ich auf und hole mir ein Glas Wasser.

Die Teilnehmenden halten das Prinzip *im Alltag weniger Sitzen* sowie die Situationen, in denen dieses Prinzip angewandt wird, schriftlich in Form von „Wenn-dann-Sätzen" im Übungsplaner fest. Das Planen hilft dabei, das Prinzip regelmäßig durchzuführen und nach und nach zur Gewohnheit werden zu lassen. Die Situationen können von Person zu Person sehr unterschiedlich sein. Die Situation oder die Gelegenheit sollte so spezifisch wie möglich sein.

4.8.3   Abschluss

Zusammenfassung
Am Ende wird die Einheit noch einmal kurz zusammengefasst und offene Fragen geklärt.

Dauer 5 Minuten

Organisationsform halber Stuhlkreis

Verabschiedung
Verabschiedung der Teilnehmenden mit einem Abschluss-Blitzlicht, in dem alle Teilnehmenden die Möglichkeit haben, zu beschreiben, wie sie die Einheit wahrgenommen haben. Die Teilnehmenden beschreiben außerdem kurz, was sie aus dieser Einheit mitnehmen und was sie sich für die kommende Woche vornehmen.

Dauer 5 Minuten

Organisationsform halber Stuhlkreis

4.9   Einheit 9

In der neunten Einheit des gruppenbasierten LiFE-Programms geht es insbesondere um die langfristige Aufrechterhaltung der LiFE-Übungen. Da alle LiFE-Übungen bereits eingeführt wurden, geht es um die Festigung der Situations-Übungs-Assoziation (Gewohnheitsbildung) und die korrekte Übungsausführung. Die Teilnehmenden wiederholen einige Übungen und sprechen ausführlich über ihre positiven Erfahrungen und Hindernisse bei der Implementierung.

Phase	Inhalte	Zeit (min)
Einführung & **Wiederholung**	Begrüßung Reflexion der letzten Woche	10
Hauptteil	Übungswiederholung Gleichgewicht (vier Übungen) Handlungsplanung Gleichgewicht Übungswiederholung Kraft (drei Übungen) Handlungsplanung Kraft Übungswiederholung Körperliche Aktivität (ein Prinzip) Handlungsplanung Körperliche Aktivität „LiFE leben": die LiFE-Übungen langfristig aufrechterhalten	70
Abschluss	Zusammenfassung Verabschiedung	10
		90

4.9.1   Einführung

Begrüßung
Begrüßung der Teilnehmenden und kurzer Rückblick auf die letzte Übungswoche.

Dauer 5 Minuten

Organisationsform halber Stuhlkreis

Reflexion der letzten Wochen
Ziel ist die Reflexion der letzten Übungswoche, Erfahrungsaustausch der Teilnehmenden, Kennenlernen neuer möglicher Alltagssituationen zum Üben.

Dauer 5 Minuten

Organisationsform halber Stuhlkreis

4.9.2 Hauptteil

Übungswiederholung Gleichgewicht (vier Übungen)
Die folgende Übungswiederholung dient zur Auffrischung der zentralen Punkte der LiFE-Übungen und explizit nicht als Übungsstunde. Daher soll die praktische Übungswiederholung so kurz wie möglich gehalten werden.

Ziel Vier LiFE-Gleichgewichtsübungen wiederholen, dabei auf die korrekte Übungsausführung achten.

Dauer 20 Minuten

Organisationsform halber Stuhlkreis/(Stuhl) Reihe an der Wand; Teilnehmende stehen frontal/seitlich hinter ihrem Stuhl. Die Trainerin steht während der Demonstration innerhalb des Stuhlkreises, für alle gut sichtbar. Die Übungsdemonstration erfolgt seitlich und frontal.

Material -

Das Trainerinnenteam wiederholt das gesamte gLAT (alle Level) der vier Gleichgewichtsübungen und nimmt wenn möglich Bezug auf die LiFE-Prinzipien. Die Teilnehmenden beginnen bei ihrem jeweiligen Level. Das Trainerinnenteam überprüft die Level und legt gemeinsam mit den Teilnehmenden das zu übende Level für die nächsten Wochen fest. Übungen, die von keinem Teilnehmenden mehr durchgeführt werden, müssen nicht mehr wiederholt werden.
Zu wiederholende Übungen:

Übung	Vorgehensweise
Tandemstand	Teilnehmende stehen frontal hinter ihrem Stuhl.
Tandemgang	Teilnehmende stehen seitlich hinter ihrem Stuhl.
Gewichtsverlagerung – vorwärts und rückwärts	Teilnehmende stehen frontal hinter ihrem Stuhl.
Gewichtsverlagerung – seitwärts	Teilnehmende stehen frontal hinter ihrem Stuhl.

Visualisierung Die Teilnehmenden führen die Übungen in ihrem jeweiligen Schwierigkeitsgrad durch, das Trainerinnenteam ermutigt ggf. den nächsthöheren Schwierigkeitsgrad auszuprobieren. Nun visualisieren die Teilnehmenden die Durchführung der entsprechenden LiFE-Übung, wie sie im Alltag durchgeführt wird – so, dass die Übung gut in den individuellen Tagesablauf passt. Die Situation oder das Zuhause sollen dabei so detailliert wie möglich visualisiert werden. Die Trainerin kann die Visualisierung mit folgenden Fragen unterstützen: Was sehen die Teilnehmenden? Woran halten sie sich fest?

Handlungsplanung Gleichgewicht
Ziel ist, gemeinsam mit den Teilnehmenden festzulegen, welche Gleichgewichts-
übungen langfristig beibehalten werden sollen. Insgesamt wird empfohlen, dass die
Teilnehmenden am Ende der Einheit 10 mindestens vier LiFE-Übungen (zwei
Kraft- und zwei Gleichgewichtsübungen) durchführen.

Dauer 10 Minuten

Organisationsform halber Stuhlkreis

Material -
    In der vorletzten Einheit geht es darum, welche LiFE-Übungen langfristig in den
Alltag integriert werden sollen. Damit der Spaß an den LiFE-Übungen nicht verloren geht, empfehlen wir, Übungen auszuwählen, die leichtfallen und Freude bereiten. So bleiben die Teilnehmenden motiviert. Wie viele Übungen darüber hinaus
beibehalten werden, ist den Teilnehmenden überlassen. Es ist wichtig, dass die
Übung regelmäßig in der ganz spezifischen Übungssituation durchgeführt wird, damit sich eine Gewohnheit bilden kann und die Übung automatisch durchgeführt
wird. Die Teilnehmenden sollen nochmal den Übungsplaner zur Hand nehmen und
überlegen, welche Übungen sie beibehalten möchten. Zunächst geht es nur um die
soeben wiederholten vier Gleichgewichtsübungen.

Übungswiederholung Kraft (drei Übungen)
Nachdem die Gleichgewichtsübungen praktisch wiederholt wurden und in den
Übungsplaner eingetragen wurden, werden drei LiFE-Übungen für die Kraft noch
einmal gemeinsam durchgeführt.

Ziel Drei LiFE-Kräftigungsübungen wiederholen, dabei auf die korrekte Übungsausführung achten.

Dauer 15 Minuten

Organisationsform halber Stuhlkreis/(Stuhl) Reihe an der Wand; Teilnehmende
stehen frontal/seitlich hinter ihrem Stuhl. Die Trainerin steht während der Demonstration innerhalb des Stuhlkreises, für alle gut sichtbar. Die Übungsdemonstration
erfolgt seitlich und frontal.

Material -
    Das Trainerinnenteam wiederholt das gesamte gLAT (alle Level) der drei Kräfti-
gungsübungen und nimmt wenn möglich Bezug auf die LiFE-Prinzipien. Die Teilnehmenden beginnen bei ihrem jeweiligen Level. Das Trainerinnenteam überprüft
die Level und legt gemeinsam mit den Teilnehmenden das zu übende Level für die
nächsten Wochen fest. Übungen, die von keinem Teilnehmenden mehr durchgeführt
werden, müssen nicht mehr wiederholt werden.

Zu wiederholende Übungen

Übung	Vorgehensweise
Aufstehen vom Stuhl	Teilnehmende sitzen auf ihrem Stuhl.
Kniebeuge	Teilnehmende stehen vor ihrem Stuhl. Bei einer schwachen Gruppe die Übung paarweise durchführen lassen, sodass ein Teilnehmende vorne als „Haltemöglichkeit" dient.
Auf den Zehenspitzen - stehen und gehen	Teilnehmende stehen frontal/seitlich hinter ihrem Stuhl.

Visualisierung Die Teilnehmenden führen die Übungen in ihrem jeweiligen Schwierigkeitsgrad durch, das Trainerinnenteam ermutigt, ggf. den nächsthöheren Schwierigkeitsgrad auszuprobieren. Die Situation oder das Zuhause sollen dabei so detailliert wie möglich vorgestellt werden. Die Trainerin kann die Visualisierung mit folgenden Fragen unterstützen: Was sehen die Teilnehmenden? Woran halten sie sich fest?

4.9.2.1 Handlungsplanung Kraft

Ziel ist, gemeinsam mit den Teilnehmenden festzulegen, welche Kraftübungen langfristig beibehalten werden sollen. Insgesamt wird empfohlen, dass die Teilnehmenden am Ende der Einheit 10 mindestens vier LiFE-Übungen (zwei Kraft- und zwei Gleichgewichtsübungen) durchführen.

Dauer 5–10 Minuten

Organisationsform halber Stuhlkreis

Material -
Natürlich sollen auch die Kraftübungen im Übungsplaner angepasst werden. Die Teilnehmenden sollen überlegen, welche Kraftübungen sie beibehalten möchten und welche nicht. Es sollten Übungen gewählt werden, die viel Spaß machen und die Teilnehmenden zum Weitermachen bewegen.

Übungswiederholung körperliche Aktivität
Nachdem die Gleichgewichtsübungen und Kräftigungsübungen praktisch wiederholt und in den Übungsplaner eingetragen wurden, wird ein Prinzip für die körperliche Aktivität noch einmal gemeinsam aufgefrischt.

Ziel Das Trainerinnenteam wiederholt das Prinzip *im Alltag mehr bewegen* gemeinsam mündlich mit den Teilnehmenden und erklärt nochmals die Wichtigkeit von körperlicher Aktivität.

Dauer 5 Minuten

Organisationsform halber Stuhlkreis

Material -

Handlungsplanung körperliche Aktivität
Ziel ist es, das Prinzip *im Alltag mehr bewegen*, sowie die Situation, in denen das Prinzip angewandt wird, schriftlich festzuhalten bzw. ggf. zu modifizieren.

Dauer 5 Minuten

Organisationsform halber Stuhlkreis
Die Teilnehmenden sollen überlegen, ob die bisher gewählte Situation für sie passend ist. Falls ja, dann soll die gewohnte Situation auf eine neue Seite im Übungsplaner geschrieben werden. Falls nein, sollte gemeinsam eine neue Situation gesucht werden, in der sich die Teilnehmenden im Alltag mehr bewegen können.

„LiFE leben": die LiFE-Übungen langfristig aufrechterhalten
Mit dem LiFE-Programm wird darauf abgezielt, dass die LiFE-Übungen zum Teil der täglichen Routine, d. h. zur Gewohnheit werden. Über die letzten Wochen hinweg haben sich die Teilnehmenden viele Fähigkeiten und Fertigkeiten erworben. Diese sollen noch einmal mit den Teilnehmenden gemeinsam wiederholt werden.

Dauer 10–15 Minuten

Organisationsform halber Stuhlkreis

Material laminierte Karten Z1

LiFE-Prinzipien
Eines der Schlüsselelemente des Programms sind die LiFE-Prinzipien *[Verweis auf Z1]*. Durch diese können die Teilnehmenden verstehen, worauf es bei den Gleichgewichts- und Kraftübungen ankommt. Das Verständnis der Prinzipien ist wichtig, um selbstständig die Übungen in ihrer Schwierigkeit an den Trainingsfortschritt anzupassen.

Schlüsselreize
Auch die Identifikation der richtigen Schlüsselreize ist eine wichtige Fertigkeit. Wenn die geeignete Übungssituation für sich erkannt wird und auch die Schlüsselreize als Anker für die Durchführung der Übung verwendet werden, kann langfristig eine Verhaltensänderung erreicht werden. Während den Einheiten wurden immer wieder viele Schlüsselreize gesammelt.

Steigerung des Schwierigkeitsgrads (Upgrading)
Um sich ständig neu zu fordern und damit mehr Kraft und eine bessere Gleichgewichtsfähigkeit zu erreichen, müssen die Übungen an den individuellen Trainingsfortschritt angepasst werden. Die Teilnehmenden sollten sich immer wieder an die
Grenzen der Stabilität bringen und die Beinmuskulatur sollte immer wieder neu
gefordert werden. Ein zusätzlicher wichtiger Punkt ist, dass auch jederzeit Übungen
ausgetauscht werden können. Es liegt im Ermessen der Teilnehmenden, ihr indivi-
duelles LiFE-Training so effektiv, aber auch so machbar wie möglich zu gestalten.

4.9.3 Abschluss

Zusammenfassung
Am Ende wird die Einheit noch einmal kurz zusammengefasst und offene Fragen
geklärt.

Dauer 5 Minuten

Organisationsform halber Stuhlkreis

Verabschiedung
Verabschiedung der Teilnehmenden mit einem Abschluss-Blitzlicht, in dem alle
Teilnehmenden die Möglichkeit haben, zu beschreiben, wie sie die Einheit wahrge-
nommen haben. Die Teilnehmenden beschreiben außerdem kurz, was sie aus dieser
Einheit mitnehmen und was sie sich für die kommende Woche vornehmen.

Dauer 5 Minuten

Organisationsform halber Stuhlkreis

4.10 Einheit 10

In der zehnten und letzten Einheit des gruppenbasierten LiFE-Programms geht es
insbesondere um die langfristige Aufrechterhaltung der LiFE-Übungen. Da alle
LiFE-Übungen bereits eingeführt wurden, steht die Festigung der Situations-
Übungs-Assoziation (Gewohnheitsbildung) und die korrekte Übungsausführung im
Vordergrund. Die Teilnehmenden wiederholen die Übungen, die in der letzten Woche noch nicht wiederholt wurden und sprechen ausführlich über ihre positiven Erfahrungen und Hindernisse bei der Implementierung.

Phase	Inhalte	Zeit (min)
Einführung & **Wiederholung**	Begrüßung Reflexion der letzten Woche	10
Hauptteil	Übungswiederholung Gleichgewicht (drei Übungen) Handlungsplanung Gleichgewicht Übungswiederholung Kraft (vier Übungen) Handlungsplanung Kraft Übungswiederholung Körperliche Aktivität (ein Prinzip) Handlungsplanung Körperliche Aktivität „LiFE leben": die LiFE-Übungen langfristig aufrechterhalten	65
Abschluss	Zusammenfassung Verabschiedung	15
		90

4.10.1 Einführung

Begrüßung
Begrüßung der Teilnehmenden und kurzer Rückblick auf die letzte Übungswoche.

Dauer 5 Minuten

Organisationsform halber Stuhlkreis

Reflexion der letzten Woche
Ziel ist die Reflexion der letzten Übungswoche, Erfahrungsaustausch der Teilneh-menden, Kennenlernen neuer möglicher Alltagssituationen zum Üben.

Dauer 5 Minuten

Organisationsform halber Stuhlkreis

4.10.2 Hauptteil

Übungswiederholung Gleichgewicht (drei Übungen)
Die folgende Übungswiederholung dient nur als Auffrischung der wichtigsten Punkte der LiFE-Übungen und nicht als Übungsstunde. Daher soll die praktische Übungswiederholung so kurz wie möglich gehalten werden.

Ziel 3 LiFE-Gleichgewichtsübungen wiederholen, dabei auf die korrekte Übungs-ausführung achten.

Dauer 15 Minuten

Organisationsform Stuhlkreis; Teilnehmende stehen frontal/seitlich hinter ihrem Stuhl. Die Trainerin steht während der Demonstration innerhalb des Stuhlkreises, für alle gut sichtbar. Die Übungsdemonstration erfolgt seitlich und frontal.

Material -

Das Trainerinnenteam wiederholt das gesamte gLAT (alle Level) der drei Gleichgewichtsübungen und nimmt wenn möglich Bezug auf die LiFE-Prinzipien. Die Teilnehmenden beginnen bei ihrem jeweiligen Level. Das Trainerinnenteam überprüft die Level und legt gemeinsam mit den Teilnehmenden das zu übende Level für die nächsten Wochen fest. Übungen, die von keinem Teilnehmenden mehr durchgeführt werden, müssen nicht mehr wiederholt werden.

Zu wiederholende Übungen

Übung	Vorgehensweise
Über Gegenstände steigen – vorwärts und rückwärts	Teilnehmende stehen seitlich hinter ihrem Stuhl.
Über Gegenstände steign – seitwärts	Teilnehmende stehen frontal hinter ihrem Stuhl.
Einbeinstand	Teilnehmende stehen frontal/seitlich hinter ihrem Stuhl.

Visualisierung Die Teilnehmenden führen die Übungen in ihrem jeweiligen Schwierigkeitsgrad durch, das Trainerinnenteam ermutigt, ggf. den nächsthöheren Schwierigkeitsgrad auszuprobieren. Die Situation oder das Zuhause sollen dabei so detailliert wie möglich vorgestellt werden. Die Trainerin kann die Visualisierung mit folgenden Fragen unterstützen: Was sehen die Teilnehmenden? Woran halten sie sich fest?

Handlungsplanung Gleichgewicht
Ziel ist es, gemeinsam mit den Teilnehmenden festzulegen, welche Gleichgewichtsübungen langfristig beibehalten werden sollen. Insgesamt wird empfohlen, dass die Teilnehmenden am Ende der Einheit 10 mindestens vier LiFE-Übungen (zwei Kraft- und zwei Gleichgewichtsübungen) durchführen.

Dauer 5–10 Minuten

Organisationsform Stuhlkreis

Material -

In der letzten Einheit geht es darum, welche LiFE-Übungen langfristig in den Alltag integriert werden sollen. Damit der Spaß an den LiFE-Übungen nicht verloren geht, empfehlen wir, Übungen auszuwählen, die leichtfallen und Freude bereiten. So bleiben die Teilnehmenden motiviert. Wie viele Übungen darüber hinaus beibehalten werden, ist den Teilnehmenden überlassen. Es ist wichtig, dass die Übung regelmäßig in der ganz spezifischen Übungssituation durchgeführt wird, damit sich eine Gewohnheit bilden kann und die Übung automatisch durchgeführt wird. Die Teilnehmenden sollen nochmal den Übungsplaner zur Hand nehmen und überlegen, welche Übungen sie beibehalten möchten. Zunächst geht es nur um die soeben wiederholten Gleichgewichtsübungen.

Übungswiederholung Kraft (vier Übungen)
Nachdem die Gleichgewichtsübungen praktisch wiederholt wurden und in den Übungsplaner eingetragen wurden, werden vier LiFE-Übungen für die Kraft noch einmal gemeinsam durchgeführt.

Ziel Vier LiFE-Kraftübungen wiederholen, dabei auf die korrekte Übungsausführung achten.

Dauer 20 Minuten

Organisationsform Stuhlkreis; Teilnehmende stehen frontal/seitlich hinter ihrem Stuhl. Die Trainerin steht während der Demonstration innerhalb des Stuhlkreises, für alle gut sichtbar. Die Übungsdemonstration erfolgt seitlich und frontale.

Material -
Das Trainerinnenteam wiederholt das gesamte gLAT (alle Level) der vier Kräftigungsübungen und nimmt wenn möglich Bezug auf die LiFE-Prinzipien. Die Teilnehmenden beginnen bei ihrem jeweiligen Level. Das Trainerinnenteam überprüft die Level und legt gemeinsam mit den Teilnehmenden das zu übende Level für die nächsten Wochen fest. Übungen, die von keinem Teilnehmenden mehr durchgeführt werden, müssen nicht mehr wiederholt werden.

Zu wiederholende Übungen

Übung	Vorgehensweise
Auf die Fersen – stehen und gehen	Teilnehmende stehen frontal/seitlich hinter ihrem Stuhl.
Treppensteigen	Mündlich/Flipchart, Level der Teilnehmenden durch Fragen herausfinden (immer wieder auf die Sicherheit eingehen).
Seitwärts gehen	Teilnehmende stehen frontal hinter ihrem Stuhl.
Muskeln anspannen	Teilnehmende sitzen auf ihrem Stuhl.

Visualisierung Die Teilnehmenden führen die Übungen in ihrem jeweiligen Schwierigkeitsgrad durch, das Trainerinnenteam ermutigt, ggf. den nächsthöheren Schwierigkeitsgrad auszuprobieren. Die Situation oder das Zuhause sollen dabei so detailliert wie möglich vorgestellt werden. Die Trainerin kann die Visualisierung mit folgenden Fragen unterstützen: Was sehen die Teilnehmenden? Woran halten sie sich fest?

Handlungsplanung Kraft

Ziel ist es, gemeinsam mit den Teilnehmenden festzulegen, welche Kraftübungen langfristig beibehalten werden sollen. Insgesamt wird empfohlen, dass die Teilnehmenden am Ende der Einheit 10 mindestens vier LiFE-Übungen (zwei Kraft- und zwei Gleichgewichtsübungen) durchführen.

Dauer 10 Minuten

Organisationsform Stuhlkreis

Material -

Natürlich sollen auch die Kraftübungen den Übungsplaner angepasst werden. Die Teilnehmenden sollen überlegen, welche Kraftübungen Sie beibehalten möchten und welche nicht. Wie bei den Gleichgewichtsübungen sollten Übungen gewählt werden, die viel Spaß machen und die Teilnehmenden zum Weitermachen bewegen.

Übungswiederholung körperliche Aktivität

Nachdem die Gleichgewichtsübungen und Kräftigungsübungen praktisch wiederholt wurden und in den Übungsplaner eingetragen wurden, wird das zweite Prinzip für die körperliche Aktivität noch einmal gemeinsam wiederholt.

Ziel Das Trainerinnenteam wiederholt das Prinzip *im Alltag weniger sitzen* gemeinsam mündlich mit den Teilnehmenden und erklärt nochmals die Wichtigkeit von körperlicher Aktivität.

Dauer 5 Minuten

Organisationsform Stuhlkreis

Material -

Handlungsplanung körperliche Aktivität

Ziel ist es, das *im Alltag weniger sitzen*, sowie die Situation, in denen das Prinzip angewandt wird, schriftlich festzuhalten bzw. ggf. zu modifizieren.

Dauer 5 Minuten

Organisationsform Stuhlkreis

Die Teilnehmenden sollen überlegen, ob die bisher gewählte Situation für sie passend ist. Falls ja, dann soll die gewohnte Situation auf eine neue Seite im Übungsplaner geschrieben werden. Falls nein, dann soll eine neue Situation gesucht werden, in der im Alltag weniger gesessen werden kann.

„LiFE leben": die LiFE-Übungen langfristig aufrechterhalten
Mit dem LiFE-Programm wird darauf abgezielt, dass die LiFE-Übungen zum Teil
der täglichen Routine, d. h. zur Gewohnheit werden.
Über die letzten Wochen hinweg haben sich die Teilnehmenden viele Fähigkeiten
und Fertigkeiten erworben. Diese sollen noch einmal mit den Teilnehmenden gemeinsam wiederholt werden.

Dauer 10 Minuten

Organisationsform Stuhlkreis

Material -

Bewältigungsplanung (Coping Planning)
Es wird Situationen geben, in denen die Teilnehmenden nicht so trainieren können,
wie sie es sich vorgenommen haben. Wenn die Teilnehmenden sich über solche Situationen und mögliche Lösungsansätze schon im Vorfeld Gedanken machen, steigert das die Wahrscheinlichkeit, dass sie langfristig mit LiFE erfolgreich sind.

Ressourcen bei der Verhaltensänderung
Neben all den Tricks, die für die erfolgreiche Umsetzung der LiFE-Übungen erlernt
wurden, gibt es auch andere Ressourcen, die den Teilnehmenden helfen können.
Zum einen gibt es die persönliche Motivation und Selbstwirksamkeit. Wenn man
davon überzeugt ist, dass man von den LiFE-Übungen profitiert und diese mit
Freude ausführt, ist eine langfristige Aufrechterhaltung wahrscheinlicher. Auch
wenn man der Überzeugung ist, dass man die langfristige Integration der LiFE-
Übungen – in einfachen und in schwierigen Situationen – schafft, kann das bei der
tatsächlichen Umsetzung helfen. Zusätzlich gibt es auch noch soziale Kontakte, die
mit einbezogen werden können, um die LiFE-Übungen langfristig aufrecht zu
erhalten.

Gewohnheitsbildung
Wenn die LiFE-Übungen erst einmal automatisch und ohne nachzudenken durchgeführt werden, wird die langfristige Aufrechterhaltung einfacher fallen. Der Mensch
ist ein Gewohnheitstier, weil automatische Handlungsabläufe viele Ressourcen frei-
setzen. Wenn die Gewohnheiten auch noch zu einem aktiven Lebensstil beitragen,
profitiert man doppelt. Trotzdem sollten die Teilnehmenden die Übungen achtsam
durchführen, um die korrekte Ausführung zu gewährleisten.

Übungsplaner
Der Übungsplaner, als wichtige Übersicht über Pläne und die Häufigkeit der
Übungsausführung, kann auch in Zukunft als Hilfsmittel dienen.
    Kurz zusammengefasst: Die Teilnehmenden sind jetzt mit all ihren Fertigkeiten
so ausgerüstet, dass sie selbstständig mit LiFE trainieren können.

4.10.3 Abschluss

Zusammenfassung
Am Ende wird die Einheit noch einmal kurz zusammengefasst und offene Fragen geklärt.

Dauer 5 Minuten

Organisationsform Stuhlkreis

Verabschiedung
Verabschiedung der Teilnehmenden mit einem Abschluss-Blitzlicht, in dem alle Teilnehmenden die Möglichkeit haben, zu beschreiben, wie sie die Einheit wahrgenommen haben. Die Teilnehmenden beschreiben außerdem kurz, was sie aus dieser Einheit mitnehmen und was sie sich für die kommende Woche vornehmen. Zusätzlich können die Teilnehmenden der Gruppe mitteilen, was sie aus dem LiFE-Programm insgesamt mitnehmen und was sie sich nach Ende der Gruppeneinheiten für ihr LiFE-Training vornehmen.

Dauer 10 Minuten

Organisationsform Stuhlkreis

4.11   Optionale Telefonanrufe

In der von Jansen und Kolleginnen und Kollegen durchgeführten LiFE-is-LiFE-Studie (Jansen et al. 2018) wurden, zusätzlich zu den Gruppeneinheiten, jeweils zwei individuelle Telefonate mit den Teilnehmenden durchgeführt.

Die Telefonanrufe wurden vier beziehungsweise zehn Wochen nach der letzten Gruppeneinheit durchgeführt und sollten eine Maximaldauer von 60 Minuten nicht überschreiten. Der für die Studie konzipierte Telefonleitfaden war für eine Länge von 30 Minuten konzipiert. Bestenfalls wurden die Telefonanrufe von der Trainerin oder der Co-Trainerin durchgeführt. In seltenen Fällen wurden die Telefonate von anderen Personen aus dem Studienteam durchgeführt.

Wesentliches Ziel der Telefonanrufe war es, die Teilnehmenden dazu zu motivieren, die LiFE-Übungen, sofern diese nicht schon zur Gewohnheit geworden sind, aktiv weiter durchzuführen. Die Anrufe dienten ebenso dazu, zu erfahren, wie es den Teilnehmenden gesundheitlich geht. Durch die Trainerin wurde erfragt, wie viel Übungen die Teilnehmenden noch durchführen, ob sie schon das Gefühl haben, dass die ein oder andere Übung bereits zur Gewohnheit geworden ist und wie zufrieden sie mit ihrem Trainingsfortschritt sind. Probleme wurden angesprochen und seitens der Trainerin Lösungsvorschläge unterbreitet. Offene Fragen wurden geklärt und die Trainerin ermunterte die Teilnehmenden sich weiterhin herauszufordern.

Was in der LiFE-is-LiFE-Studie ein fester Bestandteil war, soll hier als Option vorgestellt werden. Sollten es die organisatorischen Umstände ermöglichen, sind Telefonanrufe eine gute Möglichkeit, offene Fragen zu klären und die Motivation der Teilnehmenden zu verstärken. Gibt es allerdings keine Strukturen, welche Telefonanrufe ermöglichen, kann das LiFE-Gruppenprogramm auch ohne diese vermittelt werden. Die Teilnehmenden werden in den Gruppeneinheiten bereits motiviert und bestens darauf vorbereitet ihre /eigener LiFE-Trainerin zu sein.

Literatur

Bauman AE, Reis RS, Sallis JF, Wells JC, Loos RJF, Martin BW, Lancet Physical Activity Series Working Group (2012) Correlates of physical activity: why are some people physically active and others not? Lancet 380(9838):258–271. https://doi.org/10.1016/S0140-6736(12)60735-1

Clemson L, Munro J, Singh MF, Schwenk M, Becker C (2018a) Aktiv und sicher durchs Leben mit dem LiFE-Programm, 1. Aufl 2018 Edition. Springer, Berlin

Clemson L, Munro J, Singh MF, Schwenk M, Nerz C (2018b) Trainer-Manual – Aktiv und sicher durchs Leben mit dem LiFE-Programm: Evidenzbasierte Sturzprophylaxe für Senioren, 1. Aufl. 2019 Edition. Springer, Berlin

Jansen C-P, Nerz C, Kramer F, Labudek S, Klenk J, Dams J, König H-H, Clemson L, Becker C, Schwenk M (2018) Comparison of a group-delivered and individually delivered lifestyle-integrated functional exercise (LiFE) program in older persons: a randomized noninferiority trial. BMC Geriatr 18(1):267. https://doi.org/10.1186/s12877-018-0953-6

Schwarzer R, Renner B (2000) „Social-cognitive predictors of health behavior: action self-efficacy and coping self-efficacy. Health Psychol 19(5):487–495

Schwarzer, R (2008) Modeling health behavior change: How to predict and modify the adoption and maintenance of health behaviors. Applied Psychology: An International Review 57(1):1–29. https://doi.org/10.1111/j.1464-0597.2007.00325.x

Exemplarischer Ablauf einer Gruppeneinheit

5

In diesem Kapitel soll exemplarisch eine Gruppeneinheit dargestellt werden. Die Inhalte ähneln denen aus Abschn. *4.1 Einheit 1* und werden hier nur noch einmal ausführlicher mit zusätzlichen Informationen dargestellt. Die hier beschriebenen Abläufe sind wieder als Leitfaden zu verstehen und müssen von erfahrenen und geschulten LiFE-Trainerinnen nicht eins-zu-eins übernommen werden.

Kurzübersicht der ersten Gruppeneinheit:
In der ersten Einheit des gruppenbasierten LiFE-Programms (gLiFE) sollen die Teilnehmenden verstehen, wie das LiFE-Programm aufgebaut ist. Die Ziele und die Kursstruktur sowie die grundlegenden Gleichgewichtsprinzipien werden erläutert.

Die erste Einheit beginnt mit einer längeren Einstiegsphase als die folgenden Einheiten, da sich die Trainerinnen sowie die Teilnehmenden zu Beginn vorstellen. Im Hauptteil führt die Trainerin das LiFE-Konzept ein und leitet in diesem Zusammenhang die ersten Übungen des Programms an. Im Zuge dessen werden die Übungen direkt mit möglichen Alltagssituationen verknüpft. Der Hauptteil endet mit der Erstellung von Handlungsplänen für die Übungsausführung in der folgenden Woche. Die Trainerin beendet die Stunde mit einem Resümee der Einheit und verabschiedet die Teilnehmenden mit motivierenden Worten in die Übungswoche.

C. Nerz et al., *Trainer-Manual Gruppen-LiFE-Programm*,
https://doi.org/10.1007/978-3-662-64736-3_5

Phase	Inhalte	Zeit (min)
Einführung/Kennenlernen	Begrüßung Kennenlernrunde Kennenlernspiel Informationen zum LiFE-Programm	25
Hauptteil	Vorteile von Bewegung und LiFE-Konzept LiFE-Prinzipien LiFE-Gleichgewichtsprinzipien Einführung Gleichgewichtsübung – Tandemstand Sammeln von Übungssituationen, Visualisierung und Reflexion Handlungsplanung Gleichgewicht	50
Abschluss	Zusammenfassung Verabschiedung	15
		90

Vorbereitung

Der Übungsraum wird vor Beginn der Gruppeneinheit so vorbereitet, dass in der Mitte ausreichend Platz für einen Stuhlkreis ist. Insgesamt müssen doppelt so viele Stühle wie Anwesende (Trainerinnenteam & Teilnehmende) bereitgehalten werden. Zu Beginn der Stunde werden die Stühle im Halbkreis aufgestellt. Das Trainerinnenteam sitzt vor dem Halbkreis, sodass alle Teilnehmende sie gut sehen und auch hören können. Schwerhörige Teilnehmende sollten in die Nähe des Trainerinnenteams gesetzt werden.

Die Namen der Teilnehmenden sollten bereits vor der Gruppeneinheit in das Gruppen-LiFE-Assessment-Tool (gLAT) eintragen werden. Ebenso sollten vorab bereits Namenschilder für die Teilnehmenden und das Trainerinnteam vorbereitet werden.

Zudem sollten die Arbeitsbücher der Teilnehmenden vorbereitet werden. Hierzu werden die Termine der zehn Gruppeneinheiten in die Übersicht auf der ersten Seite eingetragen.

Materialien

- Wasser/Trinkbecher für die Teilnehmenden
- Gruppen-LiFE-Assessment-Tool (gLAT; siehe Online-Material Kap. 3)
- Laminierte Karten Z1 – Z3, ÜG1 (siehe Online-Material)
- Namensschilder (Vor- und Nachname)
- Flipchart/Poster
- Stift
- Klebefilm
- Teilnehmerhandbuch
- Arbeitsbuch

5.1 Einführung

Das Ziel der ersten Gruppeneinheit ist das Kennenlernen aller Beteiligten. Es soll eine positive Atmosphäre geschaffen werden, welche die Motivation der Teilnehmenden für die kommenden Wochen weckt.

Begrüßung
Das Trainerinnenteam begrüßt zunächst die Teilnehmenden zum LiFE-Programm und erläutert kurz die Wortherkunft von LiFE: *„LiFE steht für Lebensstil-integrierte Funktionelle ÜbungEn (engl. Lifestyle-integrated Functional Exercises)."* Im Anschluss stellt sich die Trainerin und die Co-Trainerin kurz vor. Sie geben Auskunft über ihre Ausbildung, Werdegang und die bisherigen Erfahrungen mit LiFE.

Dauer 5 Minuten

Organisationsform halber Stuhlkreis

Kennenlernrunde
Im nächsten Schritt versuchen die Trainerinnen etwas über die Teilnehmenden zu erfahren. Sie bitten die Teilnehmenden der Reihe nach sich kurz vorzustellen und die Motivationsgründe zu nennen, welche sie dazu bewogen haben, am LiFE-Programm teilzunehmen.

Dauer 5 Minuten

Organisationsform halber Stuhlkreis

Tipp Wichtige Informationen, wie beispielsweise Vorerkrankungen und körperliche Probleme, kann die Co-Trainerin notieren, um so im Verlauf des Programms auf die individuellen Bedürfnisse der Teilnehmenden besser eingehen zu können.

Kennenlernspiel
Ziel des Spiels „Soziodemografische Aufstellung" ist es, die Kommunikation zwischen den Teilnehmenden zu fördern und eventuell bestehende Hemmungen abzubauen.

Dauer 5 Minuten

Organisationsform halber Stuhlkreis

Ablauf Die Anleitung des Spiels erfolgt im halben Stuhlkreis, während des Spiels stellen sich die Teilnehmenden in eine Reihe. (Hier kann selbstverständlich auch ein anderes angemessenes Kennenlernspiel genutzt werden.)

Spielbeschreibung Die Trainerin gibt vor, nach welchen Kriterien sich die Teilnehmenden aufstellen sollen. Falls die Kommunikation nicht klappt, ermutigt die Trainerin die Teilnehmenden dazu, sich mehr auszutauschen. Falls eine gute Gruppendynamik zu beobachten ist, kann die Trainerin die Schwierigkeit steigern, indem sie die verbale Kommunikation verbietet.

Mögliche Kriterien Körpergröße

- Vorname (alphabetisch)
- Lebensjahre im aktuellen Wohnort
- Geburtsjahr

Im Anschluss an das Kennenlernspiel werden die Namensschilder ausgeteilt, sodass auch während der Gruppeneinheit eine persönliche Ansprache ermöglicht wird.

Es sollte zu Beginn der Gruppeneinheit geklärt werden, ob die Teilnehmenden sich Siezen oder Duzen möchten.

Informationen zum LiFE-Programm

Um einen guten Einstieg in das Programm zu ermöglichen, soll zunächst Wissen über die Herkunft des LiFE-Programms sowie über den aktuellen Forschungsstand vermitteln werden. Hierzu sollen die untenstehenden Informationen den Teilnehmenden durch das Trainerinnenteam nähergebracht und auftretenden Fragen beantwortet werden.

Dauer 10 Minuten

Organisationsform halber Stuhlkreis

Ablauf Das Trainerinnenteam sitzt mittig vor dem Halbkreis. Die Trainerin erklärt, die Co-Trainerin hält die Materialien.

Informationen Bevor es mit dem eigentlichen Programm und den Übungen losgeht, sollen die Teilnehmenden ein paar Hintergrundinformationen zum LiFE-Programm erhalten. Das LiFE-Programm wurde ursprünglich von Prof. Clemson von der Universität Sydney, Australien entwickelt. Das Ziel von LiFE ist es, die körperliche Funktionsfähigkeit durch gezielte Kraft- und Gleichgewichtsübungen zu stärken und damit möglichst lange aufrechtzuerhalten. Zusätzlich soll medizinischen Problemen, insbesondere Stürzen, vorgebeugt werden. Die Übungen werden dabei nicht – wie man es vielleicht von anderen Programmen kennt – im Fitnessstudio oder in einer Gymnastikhalle, sondern direkt in der häuslichen Umgebung durchgeführt. LiFE kombiniert gängige Übungen zur Sturzprävention mit einem neuen Ansatz. Die Übungen sollen alle in den Alltag der Teilnehmenden, zum Beispiel in Aufgaben wie Kochen oder Körperpflege, integriert werden. In den Gruppeneinheiten werden die Übungen gezeigt, um die Teilnehmenden so perfekt darauf vorzubereiten, die Übungen selbstständig im eigenen zu Hause durchzuführen. Im Laufe der Einheiten werden die Teilnehmenden erlernen, wie sie für sich passende Übungen finden und diese immer wieder an ihren individuellen Trainingsfortschritt anpassen können. Ziel am Ende des Programms ist es, dass jede Teilnehmende ihre eigene LiFE-Trainerin ist.

In den Jahren 2017 bis 2021 wurde am Robert-Bosch-Krankenhaus in Stuttgart und am Netzwerk Alternsforschung in Heidelberg eine große vom Bundesministerium für Bildung und Forschung geförderte Studie durchgeführt. Ziel dieses Forschungsprojekts war es, das LiFE-Übungsprogramm so weiterzuentwickeln, dass es flächendeckend in Deutschland angeboten werden kann. Die Ergebnisse der Studie sind vielversprechend. Die Teilnehmenden des Gruppen-LiFE-Programms (gLiFE) konnten ihre körperliche Aktivität steigern und die Sturzrate senken. Zudem wurde festgestellt, dass gLiFE eine kostengünstige Alternative zum ursprünglich individuell vermittelten LiFE-Programm bietet (Jansen et al. 2021).

Zum Ablauf des Programms: Es wird insgesamt zehn Gruppeneinheiten geben, in denen die LiFE-Übungen, Prinzipien und Strategien zur erfolgreichen Integration der Übungen in den Alltag vermitteln werden. Die Gruppeneinheiten werden im wöchentlichen Rhythmus stattfinden. Die Termine befinden sich auf der ersten Seite des Arbeitsbuchs.

An dieser Stelle soll die Co-Trainerin die Arbeitsbücher an die Teilnehmenden verteilen.

Das **Arbeitsbuch** enthält einen Kalender sowie Arbeitsblätter und Platz für Notizen. Das wichtigste Element des Arbeitsbuchs ist der Übungsplaner, in den die jeweiligen Übungen, welche die Teilnehmenden regelmäßig durchführen, eingetragen werden. Hier ist auch Platz, um den jeweiligen Fortschritt innerhalb bestimmter Übungen festzuhalten.

Zusätzlich zum Arbeitsbuch wird während der Gruppeneinheiten und auch bei der eigenständigen Integration der Übungen in den Alltag mit dem LiFE-**Teilnehmerhandbuch** (Clemson et al. 2018a) gearbeitet.

An dieser Stelle kann die Co-Trainerin die Teilnehmerhandbücher an die Teilnehmenden verteilen, welche bislang noch kein Handbuch haben.

5.2   Hauptteil

Vorteile von Bewegung und LiFE-Konzept
Bevor das Trainerinnenteam den Teilnehmenden die erste Übung vermittelt, soll zunächst die Frage diskutiert werden, weshalb es gut für die Teilnehmenden ist, am LiFE-Programm teilzunehmen. Die Gruppenübung soll den Teilnehmenden die Wichtigkeit und Vorteile von Bewegung aufzeigen und sie motivieren, das LiFE-Programm in ihren Alltag zu integrieren.

Dauer 5–10 Minuten

Organisationsform halber Stuhlkreis

Ablauf Das Trainerinnenteam steht mittig vor dem Halbkreis. Die Trainerin moderiert die Diskussion und ermutigt alle Teilnehmenden, sich einzubringen. Die Co-Trainerin notiert die Antworten auf dem Flipchart und ergänzt gegebenenfalls weitere Punkte auf der Liste.

Materialien Flipchart, Stifte

Gruppendiskussion Die Trainerin stellt folgende Frage an die Teilnehmenden: „Was meinen Sie, warum ist Bewegung im Alter überhaupt wichtig?"

Mögliche Aussagen/Ergänzungen

- Erhalt körperlicher Fitness und damit der Eigenständigkeit und Unabhängigkeit
- Sichere Bewegung im Alltag
- Mehr Teilhabe am sozialen Leben
- Senkung des Risikos für kardiovaskuläre Erkrankungen und Krebs sowie ein verbessertes Immunsystem
- Verbesserung kognitiver Funktionen wie Denken, Lernen und von Entscheidungsprozessen
- Leichteres „Sich-bewegen"
- (Wieder-)Aufbau von Muskelmasse
- Sturzprävention
- Gesteigertes Wohlbefinden
- Bessere Stimmung
- Evolutionsbedingt ist der Mensch für viel Bewegung ausgestattet (in der Steinzeit mussten Menschen wegen ihres Jäger- und Sammlerdaseins bis zu 30 km am Tag laufen)

Im Anschluss an die Gruppendiskussion fasst die Trainerin die Inhalte noch einmal zusammen.

Bewegung liegt in der Natur des Menschen und hält körperlich sowie geistig fit. Im Alter ist Bewegung besonders wichtig, um einem altersbedingten Muskelabbau und einem Gleichgewichtsdefizit entgegenzuwirken und damit sowohl Stürzen vorzubeugen als auch die Eigenständigkeit und Unabhängigkeit erhalten zu können. Das LiFE-Programm zielt darauf ab, die Kraft und das Gleichgewicht so zu trainieren, dass ältere Menschen sich sicher bewegen können. „Sicher" meint in diesem Zusammenhang einen kraftvollen und ausbalancierten Gang, der einem die nötige Sicherheit gibt, beispielsweise bei unvorhergesehenen Hindernissen geschickt auszuweichen.

LiFE-Prinzipien

Es gibt für die Gleichgewichts- und Kraftübungen des LiFE-Programms einige grundlegende Prinzipien, welche die Teilnehmenden im Lauf des Programms kennenlernen und verstehen sollen. Wenn die Teilnehmenden diese Prinzipien verinnerlicht haben, können sie ihr Training individuell an ihre Fähigkeiten und Bedürfnisse anpassen und sich angemessen fordern, ohne sich dabei zu überlasten.

Dauer 5 Minuten

Organisationsform halber Stuhlkreis

Ablauf Das Trainerinnenteam steht mittig vor dem Halbkreis. Die Trainerin erklärt die Prinzipien, die Co-Trainerin hält die Materialien.

Materialien laminierte Karten Z1: LiFE-Prinzipien
Die Trainerin nennt kurz die Gleichgewichts- und Kraftprinzipien, verweist allerdings darauf, dass diese im späteren Verlauf der Einheiten genauer erläutert und besprochen werden.

Gleichgewichtsprinzipien
- Die Unterstützungsfläche verkleinern
- Das Gewicht bis an die Grenzen der Stabilität verlagern
- Über Gegenstände steigen

Kraftprinzipien
- Bewegungen häufiger durchführen
- Bewegungen langsamer durchführen
- Bewegungen mit weniger Muskelgruppen durchführen
- Bewegungen mit Zusatzgewicht durchführen
- Bewegungen mit größerem Bewegungsradius durchführen
- Bewegung mit zwischenzeitlichem Innehalten durchführen

Hinweis: Eine ausführliche Beschreibung der einzelnen Prinzipien können Sie im *„Trainer-Manual-Aktiv und sicher durchs Leben mit dem LiFE-Programm"* (Clemson et al. 2018b) nachlesen.

LiFE-Gleichgewichtsprinzipien
Um im Gleichgewicht zu bleiben, muss das Gehirn gleichzeitig zahlreiche Informationen von Muskeln, Gelenken und Sinnesorganen verarbeiten. Man braucht den Gleichgewichtssinn in vielen Situationen, angefangen beim Stehen, Gehen, Treppensteigen, aber auch in nicht planbaren Situationen, wenn beispielsweise der Bus stark bremst oder man in der Fußgängerzone aus Versehen mit jemandem zusammenstößt. Man kann das Gleichgewicht trainieren, indem man zum Beispiel die Unterstützungsfläche, welche man zum Stand nutzt, verkleinert.

Dauer 10 Minuten

Organisationsform halber Stuhlkreis

Ablauf Das Trainerinnenteam steht mittig vor dem Halbkreis. Die Trainerin erklärt die Prinzipien, die Co-Trainerin demonstriert das jeweilige Prinzip.

Materialien laminierte Karten Z1: LiFE-Prinzipien

Unterstützungsfläche verkleinern Die Unterstützungsfläche ist die Fläche unter und zwischen den Füßen, die einem die Sicherheit gibt, wenn man steht. Je breiter die Füße auseinander positioniert sind, desto größer ist die Unterstützungsfläche. Um nun das Gleichgewicht zu trainieren, muss man die Unterstützungsfläche verkleinern. Das kann beispielsweise durch den *Tandemstand* erfolgen, indem die Füße in einer geraden Linie hintereinander aufgestellt werden.

Hinweis zum Bild (Z1): afrikanische Elefanten müssen sich auf ihre Hinterbeine stellen, um an die weiter oben hängenden Blätter heranzukommen. Das heißt, sie müssen regelmäßig im Alltag ihre Unterstützungsfläche verkleinern. Junge Elefanten, die noch nicht so geübt sind, brauchen oft noch den Baumstamm als Unterstützungsfläche, um sich auf den Hinterbeinen auszubalancieren.

Das Gewicht bis an die Grenzen der Stabilität verlagern Im Alltag gibt es viele Situationen, in denen man das Körpergewicht verlagern muss. Beispielsweise muss man, wenn man etwas weitentferntes erreichen will, ohne das Gleichgewicht zu verlieren, sich nach vorne lehnen, um es zu erreichen. Dabei kommt man schnell an die Stabilitätsgrenze. Denn: Je weiter der Körperschwerpunkt nach vorne verlagert wird, desto größer ist die Gleichgewichtsanforderung. Um das Gleichgewicht zu trainieren, müsste man sich gezielt an die Grenzen der Stabilität wagen.

Über Gegenstände steigen Es gibt zahlreiche Gegenstände, Stufen und Hindernisse in der Umwelt, die tagtäglich überwunden werden müssen, wie beispielsweise Treppenstufen, Bordsteine oder Baumwurzeln. Um diese Gegenstände sicher überwinden zu können, benötigt man die sogenannte antizipatorische Gleichgewichtskontrolle. Die antizipatorische Gleichgewichtskontrolle hilft dabei, die Entfernung und Höhe des kommenden Gegenstandes sowie die Körperbewegung, welche benötigt wird, um den Gegenstand zu überwinden, abzuschätzen. Eine weitere Herausforderung für das Gleichgewichtssystem kann das kurzzeitige „Auf-einem-Bein-Stehen" sein. Um die Gleichgewichtsfähigkeit aufrechtzuerhalten, sollte man daher regelmäßig über verschiedene Gegenstände, wie Bordsteine oder Stufen gehen, da so die Fähigkeit geschult wird, auf einem Bein zu stehen, ohne das Gleichgewicht zu verlieren.

Einführung Gleichgewichtsübungen – Tandemstand
Bevor die Trainerin die erste Übung anleitet, ist es wichtig, noch einmal kurz Bezug auf das Teilnehmerhandbuch (Clemson et al. 2018a) zu nehmen.

Erklärung zum Teilnehmerhandbuch

Alle Übungen, welche in den Gruppeneinheiten besprochen werden, finden die Teilnehmenden auch im Teilnehmerhandbuch (Clemson et al. 2018a). Die einzelnen LiFE-Übungen sind darin nochmal genau beschrieben. Die Teilnehmenden können so immer wieder nachlesen, sollten sie sich einmal unsicher sein. Zudem enthält das Handbuch auch Vorschläge für Alltagssituationen, Tipps für die erfolgreiche Durchführung und Erfahrungsberichte von anderen Teilnehmenden. Das Handbuch soll die Teilnehmenden auf dem Weg durch die Einheiten, vor allem aber in der Zeit danach begleiten.

Dauer 15 Minuten

Organisationsform halber Stuhlkreis

Ablauf Die Teilnehmenden stehen frontal hinter ihrem Stuhl. Die Trainerin steht mittig vor dem Halbkreis und erklärt zunächst die Funktionalität der Übung, die Sicherheitsaspekte und Tipps. Im Anschluss demonstriert die Trainerin den *Tandemstand* frontal und seitlich zu den Teilnehmenden gemäß Level 0 (gLAT). Die Teilnehmenden führen die Übung ebenfalls durch. Die Trainerin geht sukzessive die einzelnen Level des gLAT durch, während die Teilnehmenden die unterschiedlichen Schwierigkeitsstufen testen und die für sie passenden auswählen. Die Co-Trainerin geht herum, korrigiert die Teilnehmenden und dokumentiert die erreichten Level der einzelnen Teilnehmenden im gLAT. Sie achtet dabei darauf, dass die Teilnehmenden sich nicht überschätzen.

Teilnehmerhandbuch Den Tandemstand finden Sie auf der Seite 19 im Teilnehmerhandbuch (Clemson et al. 2018a).

Prinzip Unterstützungsfläche verkleinern

Material laminierte Karte ÜG1: Tandemstand

Funktionalität der Übung

Was trainiert der Tandemstand?	In welcher Situation hilft mir diese Übung?
• statisches Gleichgewicht. • Rumpf- und Beinmuskulatur (v. a. Gesäß, vordere/innere/äußere Oberschenkelmuskulatur, Fußgelenk).	• um auch bei wenig Platz stabil stehen zu können. • beim Treppensteigen. • bei der Fortbewegung. • um das Gleichgewicht bei unvorhersehbaren Ereignissen halten zu können.

Sicherheitsaspekt

- Es muss immer Haltemöglichkeit durch beispielsweise eine Stuhllehne gewährleistet sein. Dies ist auch für die spätere Durchführung in der häuslichen Umgebung wichtig

Tipp bei Unsicherheit
- Die Füße etwas weiter auseinander oder nebeneinander (Semitandemstand) positioniert

Bewegungsbeschreibung (BBS) Tandemstand

– Stellen Sie sich **aufrecht** hin. – Stellen Sie Ihre **Füße direkt voreinander.** – Die **Zehen** Ihres **hinteren Fußes berühren** die **Ferse des vorderen Fußes.** – Achten Sie darauf, dass die Füße eine **gerade Linie** ergeben.	**Knotenpunkte Demonstration**: – Aufrecht. – Füße direkt voreinander. – Zehen des hinteren Fußes berühren die Ferse des vorderen Fußes. – Gerade Linie. – von Level 0.

Hinweis: Eine ausführliche Beschreibung der Übung können Sie im „*Trainer-Manual-Aktiv und sicher durchs Leben mit dem LiFE-Programm*" (Clemson et al. 2018b) nachlesen.

Schwierigkeitsgrad Tandemstand

Level 0	Level 1	Level 2	Level 3
- nicht möglich oder - mit Halt möglich (BBS)	- mit zeitweiligem Halt möglich	- ohne Halt möglich	- ohne Halt - mit Zusatzaufgabe

Hinweis Zusatzaufgaben   Im LiFE-Programm werden folgende Aufgaben als Zusatzaufgaben genutzt: manuelle Zusatzaufgabe (beispielsweise etwas tragen, Zähne putzen, Haar kämmen), kognitive Zusatzaufgabe (beispielsweise den Einkaufszettel im Kopf durchgehen, rückwärts zählen/rechnen), die Augen schließen oder den Kopf langsam von einer Seite zur anderen drehen. Die Zusatzaufgaben haben alle ein Ziel: Sie sollen die Gleichgewichtsübungen noch herausfordernder machen. Es handelt sich dabei um das Prinzip „Dual Task".

Der Trick im LiFE-Programm ist es nun, dass der *Tandemstand* nicht einfach so, sondern in einer alltäglichen Situation durchgeführt wird. Beispielsweise können die Teilnehmenden den *Tandemstand* immer dann durchführen, wenn sie sich die Zähne putzen.

Sammeln von Übungssituationen, Visualisierung und Reflexion
Dauer

5 Minuten

Organisationsform halber Stuhlkreis

Ablauf Die Teilnehmenden bleiben im *Tandemstand* stehen. Das Bein sollte zwischendurch immer wieder gewechselt werden. Wenn die Teilnehmenden eine Pause benötigen, können sie sich auf ihren Stuhl setzen.

Die Trainerin fragt nun in die Runde, in welchen Situationen sich die Teilnehmenden vorstellen können, den *Tandemstand* durchzuführen. Sie moderiert die Gruppendiskussion und ermutigt alle Teilnehmenden, sich mit Vorschlägen einzubringen. Die Co-Trainerin sammelt die Vorschläge auf der Flipchart.

Material laminierte Karte ÜG1: Tandemstand, Flipchart, Stifte

Visualisierung Die Visualisierung stellt eine Besonderheit in gLiFE dar. Die Übungen können nicht wie im Rahmen von Hausbesuchen direkt zu Hause vor Ort durchgeführt werden, sondern werden in einem Gruppenraum erlernt. Deshalb müssen die Übungen visualisiert werden. Das heißt, bevor die Übung nochmal gemeinsam praktisch wiederholt wird, sollten alle Teilnehmenden überlegen, wie die Übung in ihren persönlichen Tagesablauf passt. Wenn die Teilnehmenden sich für eine bestimmte Alltagssituation entschieden haben, sollen sie sich die Übung so vorstellen, wie sie sie in ihrer ganz persönlichen Alltagssituation durchführen würden. Die Situation oder das zu Hause sollen so detailliert und realitätsnah wie möglich vorgestellt werden. Die Augen können dabei geschlossen sein.

Dann wird die Übung nochmal gemeinsam durchgeführt. Jede Teilnehmende soll dabei die Übung in dem Schwierigkeitsgrad durchführen, in dem sie sich sicher fühlen. Dazu stehen alle auf und stellen sich hinter ihren Stuhl. Die Teilnehmenden versetzen sich weiterhin in die von ihnen ausgewählte Situation hinein. Sie sollen sich vorstellen, wie sie den *Tandemstand* in ihrem Alltag durchführen. Sie wählen dabei eine Übungsvariante, mit der sie sich sicher fühlen.

Tipp Die Trainerin kann die Visualisierung mit folgenden Fragen unterstützen: „Was sehen Sie?" oder „Woran halten Sie sich gerade fest?".

Nach der Übung erfolgt eine Reflexion. Dabei beschreiben die Teilnehmenden in einer Blitzlicht-Runde, wie die Übung und die Visualisierung für sie waren.

Handlungsplanung Gleichgewicht

Die Teilnehmenden sollen nun konkrete Handlungspläne für den *Tandemstand* aufstellen und diese in ihren Übungsplaner eintragen. Ein Beispiel hierfür wäre: „*Wenn ich morgens meine Zähne im Bad putze, dann stehe ich im Tandemstand und versuche mich dabei nicht am Waschbecken festzuhalten.*"

Dauer 5–10 Minuten

Organisationsform halber Stuhlkreis

Material laminierte Karten Z2, Z3, ÜG1

Ablauf Die Trainerin erklärt den Ablauf und Aufbau der Handlungsplanung. Die Co-Trainerin hängt die laminierten Karten Z2: „Wenn …" und Z3: „dann …" an das Flipchart; Z2 wird an das Flipchart mit den Situationen, Z3 an ÜG1 gehängt.

Handlungsplanung Bei der Handlungsplanung geht es darum, die Übung, in diesem Fall den *Tandemstand (Abb. 5.1)*, sowie die Situation, in der die Übung durchgeführt werden soll, schriftlich festzuhalten. Das Planen der Übung hilft dabei, die Übung regelmäßig durchzuführen und nach und nach zur Gewohnheit werden zu lassen. Eingetragen werden die Informationen in das Arbeitsbuch. Dieses enthält drei Abschnitte: einen für das Gleichgewicht, einen für die Kraft und einen für die Steigerung der körperlichen Aktivität. Im Übungsplaner im Arbeitsbuch sind bereits alle Übungen eingetragen, welche die Teilnehmenden im Laufe der Einheiten kennenlernen werden.

Den Plan, den die Teilnehmenden nun aufstellen sollen, folgt einem ganz speziellen Prinzip: Er beinhaltet immer einen „Wenn-Teil" mit der spezifischen Situation, wann und wo die Übung durchgeführt werden soll, und einen „Dann-Teil" mit der jeweiligen LiFE-Übung und dem entsprechenden Schwierigkeitsgrad. Die Alltagssituationen können von Person zu Person sehr unterschiedlich sein. Wichtig ist, dass die Situation gut zum individuellen Alltag der Teilnehmenden passt und so spezifisch wie möglich ist. Je präziser der Plan, desto leichter die Umsetzung.

Aus wissenschaftlicher Sicht haben sich diese Pläne als äußerst effektiv erwiesen. Der Trick dahinter ist, dass die LiFE-Übungen direkt an die Situationen gekoppelt werden, die sowieso im Alltag vorkommen. Ist diese Verknüpfung erst einmal stabil genug, wird die Übungsdurchführung automatisch und zur Gewohnheit, sodass man gar nicht mehr daran denken muss.

Die Teilnehmenden sollen nun möglichst konkrete Handlungspläne in die dafür vorgesehene Zeile im Übungsplaner notieren. Wichtig ist, dass die Teilnehmenden

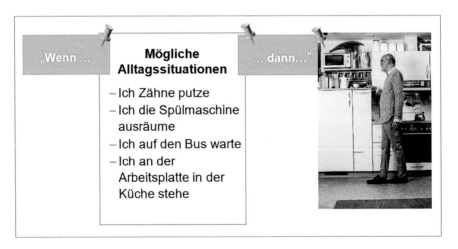

Abb. 5.1 Beispielhafte Handlungsplanung Tandemstand

die Pläne nicht nur aufschreiben, sondern auch versuchen, die Übungen zu Hause in diesen Situationen täglich durchzuführen. Am Ende jeden Tages können die Teilnehmenden, wenn es ihnen gelungen ist, die Übung wie geplant durchzuführen, einen Haken in das dafür vorgesehene Kästchen setzten. Dieser kleine Trick soll die Teilnehmenden weiter motivieren und ihnen dabei helfen, die Übungen zur Gewohnheit werden zu lassen.

5.3 Abschluss

Zusammenfassung
Zum Schluss jeder Einheit werden die Inhalte der jeweiligen Einheit noch einmal durch die Trainerin wiederholt und kurz zusammengefasst.

Dauer 5–10 Minuten

Organisationsform halber Stuhlkreis

Ablauf Die Trainerin wiederholt die untenstehenden Informationen als Take-Home-Message für die Teilnehmenden. Im Anschluss werden offene Fragen der Teilnehmenden geklärt.

Take-Home-Messages
- Bewegung im Alter ist wichtig, um lange fit und eigenständig zu bleiben.
- Jedoch ist es auch wichtig, sich dabei sicher zu bewegen.
- Die Kraft- und Gleichgewichtsübungen aus dem LiFE-Programm helfen dabei, die körperliche Funktionsfähigkeit zu verbessern.
- Das erste LiFE-Prinzip für das Gleichgewicht ist die Verkleinerung der Unterstützungsfläche, wie es beispielsweise beim *Tandemstand* der Fall ist.
- Beim Ausführen der LiFE-Übungen in der Gruppe ist es wichtig, dass sich die Teilnehmenden so gut wie möglich in die Alltagssituation hineinversetzen, in der sie die Gleichgewichtsübung durchführen werden (Visualisierung).
- Handlungspläne können dabei helfen, in der jeweiligen Situation besser an die LiFE-Übung zu denken und diese dann auch durchzuführen.

Verabschiedung
Zum Abschluss jeder Einheit wird ein kurzes Blitzlicht mit den Teilnehmenden durchgeführt. Ziel ist es, Feedback über die Einheit von den Teilnehmenden zu erhalten und diese hochmotiviert in die erste Übungswoche zu entlassen.

Dauer 5–10 Minuten

Organisationsform halber Stuhlkreis

Ablauf Die Trainerin bittet die Teilnehmenden der Reihe nach, eine kurze Rückmeldung zu den folgenden Fragen zu geben. Die Co-Trainerin notiert ggf. Anmerkungen der Teilnehmenden.

Blitzlicht-Fragen
- Wie fanden Sie die heutige Einheit?
- Was nehmen Sie aus dieser ersten Einheit mit?
- Was nehmen Sie sich für die kommende Woche vor?
- Haben Sie noch Fragen oder wünsche für die nächste Gruppeneinheit?

Abschließend bedankt sich das Trainerinnenteam bei den Teilnehmenden für die rege Teilnahme an der ersten LiFE-Gruppeneinheit und erinnert an den nächsten Termin in einer Woche.

Die Trainerin weißt die Teilnehmenden noch einmal drauf hin, dass sie die hier geplanten Übungen nun tatsächlich auch in ihrem Alltag umsetzen und jeden Abend jeweils ein Häkchen auf ihrem Übungsplaner eintragen sollen, wenn es ihnen gelungen ist, die jeweilige Übung wie geplant durchzuführen.

Literatur

Clemson L, Munro J, Singh MF, Schwenk M, Becker C (2018a) Aktiv und sicher durchs Leben mit dem LiFE Programm, 1. Aufl. 2018 Edition. Springer, Berlin

Clemson L, Munro J, Singh MF, Schwenk M, Nerz C (2018b) Trainer-Manual – Aktiv und sicher durchs Leben mit dem LiFE Programm: Evidenzbasierte Sturzprophylaxe für Senioren, 1. Aufl. 2019 Edition. Springer, Berlin

Jansen C-P, Nerz C, Labudek S, Gottschalk S, Kramer-Gmeiner F, Klenk J, Dams J, König H-H, Clemson L, Becker C, Schwenk M (2021) Lifestyle-integrated functional exercise to prevent falls and promote physical activity: results from the LiFE-is-LiFE randomized non-inferiority trial. Int J Behav Nutr Phys Act 18(1):115. https://doi.org/10.1186/s12966-021-01190-z

Zusatzkapitel: Zertifiziertes Gruppen-LiFE-Programm

6

Die Zentrale Prüfstelle für Prävention (ZPP) ist eine Kooperationsgemeinschaft, welche Präventionsangebote nach § 20 Abs. 4 Nr. 1 SGB V prüft und zertifiziert. Das Prüfsiegel wird in den vier Handlungsfeldern „Bewegung", „Ernährung", „Stress- und Ressourcenmanagement" und „Suchtmittelkonsum" als Zertifizierung für Präventionskurse, die von den gesetzlichen Krankenkassen anerkannt sind, vergeben. Die Prüfung dient der Qualitätssicherung und erfolgt nur einmal zentral für alle Partner der Kooperationsgemeinschaft. Hierzu zählen die folgenden Krankenkassen:

- Die Ersatzkassen: die Techniker (TK), die Barmer, die DAK-Gesundheit, die Kaufmännische Krankenkasse (KKH), die Hanseatische Krankenkasse (HEK) und die hkk Krankenkasse
- Die Betriebskrankenkassen (überwiegend vertreten durch den BKK Dachverband e.V.)
- Die Allgemeinen Ortskrankenkassen (AOK)
- Die Innungskrankenkassen (IKK)
- Die Knappschaft
- Die SVLFG

Wenn ein Kurs durch eine qualifizierte Kursleitung durchgeführt wird und der Kurs selbst alle Prüfkriterien erfüllt, erhält er das Prüfsiegel.

Wenn ein Kurs das Prüfsiegel erhält, bringt das einige Vorteile mit sich. Der Kurs erscheint in den zentralen Datenbanken und auf den Internetseiten der kooperierenden Krankenkassen. Über 73 Mio. Versicherte erfahren so von diesem zertifizierten Kurs. Zudem werden die Kurskosten für zertifizierte Angebote anteilig oder vollständig von den kooperierenden Krankenkassen übernommen.

Die Kooperationsgemeinschaft prüft neben dem Kurs auch die Qualifikationen der Kursleiterinnen. Interessierte Kursleiterinnen können sich einfach auf der Internetseite der ZPP anmelden [www.zentrale-pruefstelle-praevention.de] und ihre

Qualifikationen hochladen. Die Prüfung erfolgt auch hier einmal zentral für alle kooperierenden Krankenkassen. Wenn sie alle Prüfkriterien erfüllen, erhalten sie als Kursleiterin die Anerkennung für das entsprechende Handlungsfeld/Verfahren und können für die Präventionskurse dauerhaft als Kursleitung eingesetzt werden (Zentrale Prüfstelle Prävention).

Um das gruppenbasierte LiFE-Programm flächendeckend in Deutschland anbieten zu können, wird eine oben beschriebene Zertifizierung angestrebt. Je nachdem, zu welchem Zeitpunkt Sie das Buch gekauft haben und lesen, kann es sein, dass die Zertifizierung bereits erfolgt ist.

Ziel ist es, sowohl das gruppenbasierte LiFE-Programm zertifizieren zu lassen, als auch eine strukturierte Ausbildung zur LiFE-Trainerin anzubieten. Mit dem dort erworbenen LiFE-Trainer-Zertifikat können Sie sich als Kursleiterin zertifizieren lassen und selbst LiFE-Gruppen anbieten. Dieses Buch sowie das *Teilnehmerhandbuch* (Clemson et al. 2018a) und das *Trainer-Manual* (Clemson et al. 2018b) dienen als Grundlage dieser Ausbildung.

Literatur

Clemson L, Munro J, Singh MF, Schwenk M, Becker C (2018a) Aktiv und sicher durchs Leben mit dem LiFE Programm, 1. Aufl. 2018 Edition. Springer, Berlin

Clemson L, Munro J, Singh MF, Schwenk M, Nerz C (2018b) Trainer-Manual – Aktiv und sicher durchs Leben mit dem LiFE Programm: Evidenzbasierte Sturzprophylaxe für Senioren, 1. Aufl. 2019 Edition. Springer, Berlin

„Zentrale Prüfstelle Prävention". https://www.zentrale-pruefstelle-praevention.de/. Zugegriffen am 14.03.2022

Printed in the United States
by Baker & Taylor Publisher Services